見える！わかる!!

病原体はココにいます。

浜松医療センター 副院長
兼 感染症内科長 兼 衛生管理室長
矢野邦夫 著

ヴァン メディカル

本書の読み方

- ●本書では、様々な臨床現場が Scene ごとに模式化（イラスト化）されています。
- ●イラストは【Question】と【Answer】の対になっています。
- ●まずは最初の【Question】イラストを見て、どこにどんな病原体がいるのか、【Hint】を参考にさがしてみて下さい。
- ●そのあと、続く裏の【Answer】イラストにて、注意すべき病原体がどこにいるのかを確認して下さい。
- ●『どこのどんな病原体に注意を払うべきでしょうか？』では、【Answer】イラストの番号に対応して、その場所（部分）に注意を払うべき理由と病原体について解説しています。青字の語句は、続く『この病原体の動きと感染症に注意しましょう』で解説する病原体や感染症です。
- ●『この病原体の動きと感染症に注意しましょう』では、その Scene で重要な病原体をピックアップして解説しています。頻回に出てくる病原体は、付録で詳細な解説があります。参照ページ数が付いていますので、後ろの付録をご覧下さい。
- ●『具体的な感染予防はこうします』では、実際にどのような感染予防を行うべきか、【Answer】イラストの番号に対応した形で解説をしています。

はじめに

　院内感染対策の一環として、病院内をラウンドすることがあります。これは臨床現場で行っている医療行為によって、病原体が患者から患者に、患者から医療従事者に、そして、医療従事者から患者に伝播するのを防ぐために行っています。同時に、環境表面に付着している病原体が、患者や医療従事者に伝播することも防がなくてはなりません。

　ラウンドをするときには、病棟、外来、処置室といった様々な区域を訪れることになりますが、その環境表面を見たときに、そこで問題となりうる病原体が脳裏に浮かべばしめたものです。病院の各区域で問題となりうる環境表面の病原体には特徴があります。例えば、透析室ではHBVが問題となります。透析室は血液飛散がしやすい環境なので、患者の血液がコンソールのスイッチなどに付着することがあります。もし、HBVが付着していた場合、スタッフが手袋を交換したあとであっても、そのスイッチに触れてしまえば、手袋にHBVが付着します。そして、その手で別の患者の穿刺部位に触れて、透析用針をシャントに刺入するとHBVが伝播するのです。すなわち、透析室では「手指の高頻度接触表面」の上にHBVが見えてこなければなりません。これが集中治療室になると、MRSAやアシネトバクター属が機器のスイッチの表面などに見えるようになります。集中治療室は医療従事者の手指が患者に高頻度に接触するので、手指を介して伝播しやすい病原体が問題となるのです。一方、がん病棟ではアスペルギルス属が問題となります。空調機の吹き出し口にアスペルギルス属が見えなければなりません。アスペルギルス属は他の病棟では気にすることはないのですが、がん病棟や防護環境（無菌室）では大変気になる病原体なのです。

　このように病院内の様々な区域において、その区域で問題となりうる病原体が想定できれば適切なラウンドができるのです。

　ただ、ここで忘れてはならないことがあります。「病原体の最大の貯蔵庫は『人間』であり、病原体の最大の感染経路は『医療従事者の手指』である」ということです。確かに、環境からの病原体の伝播は常にありうることであり、適切な「環境対策」は必要です。しかし、「人間対策」の徹底が最も大切であるということを強調したいと思います。

　最後に、このような企画を提示していただいたヴァンメディカルの山路唯巴氏に心から感謝の意を表します。また、浜松医療センターの感染対策を担当し、CDCガイドラインの実践に全力を尽くしている葛原健太 感染管理認定看護師、宮﨑佳子 感染管理認定看護師および衛生管理室（感染対策室）のスタッフに深謝の意を表します。

平成27年1月吉日
矢野邦夫

目次

- はじめに ……… 3

■第1章　一般的な院内区域 …………………… 6
- Scene 1　一般病棟 …………………… 7
  - Column　手指の高頻度接触表面 …………… 10
  - Column　スポルディングの分類 …………… 16
- Scene 2　ナースステーション …………… 17
- Scene 3　トイレ …………………… 23
  - Column　エンデミックとエピデミック …… 27
- Scene 4　浴室 ……………………… 29
  - Column　ブドウ糖非発酵グラム陰性桿菌 …… 32
  - Column　菌交代現象 ………………… 33
- Scene 5　外来待合室 ………………… 35
  - Column　咳エチケット ……………… 40
  - Column　インフルエンザワクチン ……… 41

■第2章　血液が飛散することの多い区域 …………… 42
- Scene 1　救急外来 …………………… 43
  - Column　エボラ出血熱 ……………… 48
- Scene 2　透析室 ……………………… 49
- Scene 3　手術室 ……………………… 55
  - Column　滅菌・消毒・洗浄 …………… 60
- Scene 4　産科病棟（分娩室を含む） …… 61
  - Column　妊婦のワクチン接種 …………… 66
- Scene 5　内視鏡室 …………………… 67
- Scene 6　血液・細菌検査室 …………… 73
- Scene 7　外来の採血室と処置室 ………… 79

■第3章　抵抗力の低下している患者が多い区域…84
　Scene 1　がん病棟……………………………………85
　Scene 2　防護環境（無菌室）………………………93
　Scene 3　集中治療室（ICU）………………………99
　　　　　Column　マキシマル・バリアプリコーション…104

■第4章　感染症患者の多い区域…………………106
　Scene 1　小児科病棟…………………………………107
　　　　　Column　基礎再生産率………………………114
　Scene 2　空気感染隔離室……………………………117
　　　　　Column　飛沫感染と空気感染……………120
　　　　　Column　フィットテストとシールチェック……123

■付録　頻回に出てくる病原体……………………………124
　●ウイルス……………………………………………124
　　インフルエンザウイルス………………………124
　　ノロウイルス………………………………………125
　　ロタウイルス………………………………………125
　　麻疹ウイルス………………………………………126
　　水痘-帯状疱疹ウイルス…………………………127
　　血液媒介病原体（HBV、HCV、HIV）………128
　●細菌……………………………………………………130
　　MRSA…………………………………………………130
　　　　　Column　市中感染型MRSA………………130
　　緑膿菌………………………………………………130
　　結核菌………………………………………………131
　　腸内細菌……………………………………………132
　　　　　Column　ESBL産生菌……………………133
　●真菌……………………………………………………134
　　アスペルギルス属…………………………………134

■おわりに……………135
■参考図書……………136
■索引……………………137

第1章
一般的な院内区域

　病院には様々な疾患の患者が入院・通院しています。インフルエンザや結核などに罹患して周辺の人々に病原体を伝播させる可能性のある患者や、抗がん剤治療などで抵抗力が著しく低下して日和見感染症を容易に合併してしまう患者などいろいろです。そのような場合、状況に合った感染対策を実施しなければなりませんが、ここでは特殊な感染対策を必要としない「一般的な院内区域」の環境について解説します。

Scene 1　　　　　　　　一般病棟

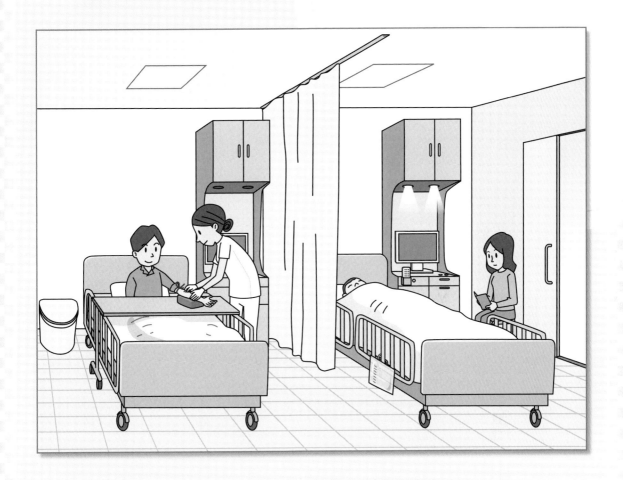

Question
ここは一般病棟です。
どこにどんな病原体がいるのでしょうか？
考えてみましょう。

Hint
　病室には患者が一日中滞在し、採血などの医療行為を受けています。そして、医師、看護師、患者の他、見舞いの家族や友人なども出入りをします。

第1章　一般的な院内区域

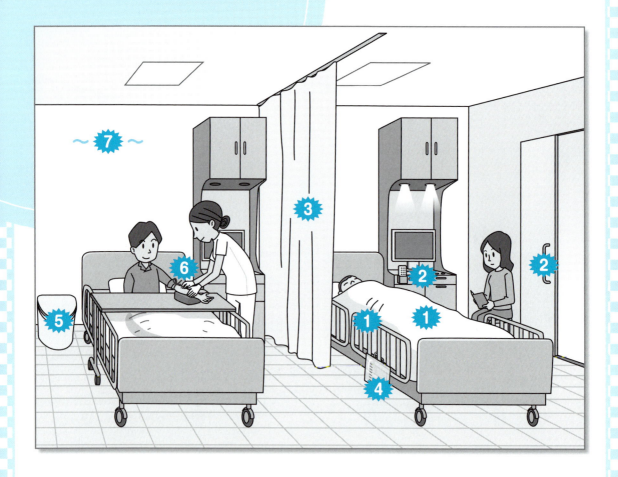

Answer

① ベッドの上、ベッド柵など（患者の周辺環境）
② ドアノブ、床頭台のスイッチなど（手指の高頻度接触表面）
③ カーテン
④ 蓄尿バッグ
⑤ ポータブルトイレ
⑥ 採血針
⑦ 空気

一般病棟

どこのどんな病原体に注意を払うべきでしょうか？

❶ ベッドの上、ベッド柵など（患者の周辺環境）

　ベッドの上やベッド柵のような「患者の周辺環境」には、患者自身の体物質や常在菌が零れ落ちています。この場合、メチシリン耐性黄色ブドウ球菌（MRSA：Methicillin-Resistant *Staphylococcus aureus*）感染症の患者や保菌者であればMRSAが付着しています。疥癬に罹患している患者であれば、疥癬虫が付着していると考えてよいでしょう。採血時に血液が零れれば、血液媒介病原体が付着する可能性があります。すなわち、感染対策において「患者の周辺環境」は、患者の身体の一部として考えるべきなのです。

❷ ドアノブ、床頭台のスイッチなど（手指の高頻度接触表面）

　ドアノブや床頭台のスイッチのような「手指の高頻度接触表面」には、ヒトが手指に持つ病原体が付着しています。この場合、患者の手指に付着している病原体のみならず、医療従事者の手指の病原体も付着しています。

　「手指の高頻度接触表面」は日常的にヒトの手に触れられているため、埃などは付着していません。しかし、外見は汚れていなくても、このような部位は環境表面のなかで最も感染源になりうるところなのです。特に、乾燥に強い病原体であれば、長期間生息している可能性があります。それ故、MRSAやアシネトバクター属などの耐性菌が付着しているかもしれません。冬季の流行期になればインフルエンザウイルス、RSウイルス、ノロウイルス、ロタウイルスなどが付着していることもあります。

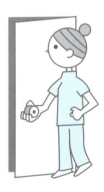

❸ カーテン

　カーテンは多数の人々が触れる可能性があるにもかかわらず、容易には洗浄できない環境表面です。このようなところには、乾燥に強いMRSAのような病原体が付着している可能性があります。患者が咳をすることによって気道分泌物が周囲に飛び散らないように、カーテンが用いられることがありますが、この場合には気道分泌物に含まれる病原体（肺炎球菌、インフルエンザウイルスなど）によって汚染している可能性があります。

❹ 蓄尿バッグ

蓄尿バッグには患者の腸管に住み着いている大腸菌、クレブシェラ属、プロテウス属などの、腸内細菌科細菌が含まれている可能性があります。これは ESBL（基質特異性拡張型βラクタマーゼ：Extended Spectrum β Lactamase）産生菌のこともあります。また、状況によっては他の多剤耐性菌（緑膿菌など）が蓄尿バッグ内で増殖しているかもしれません。そのため、手指衛生の不十分な医療従事者が複数の患者の蓄尿バッグを取り扱うと、病原体も蓄尿バッグ間を移動してしまいます。

❺ ポータブルトイレ

ポータブルトイレはトイレに行って排便・排尿ができない患者のベッドサイドに設置されます。この場合、偽膜性大腸炎の患者であれば、トイレ周辺にはクロストリジウム・ディフィシルが付着していることでしょう。ノロウイルス胃腸炎の場合にはウイルスが付着していると考えるべきです。ポータブルトイレとその周辺は、ヒトの糞便に含まれている病原体によって汚染されているのです。

Column　手指の高頻度接触表面

CDC（米国疾病管理予防センター）は環境表面を感染対策の視点から「手指の高頻度接触表面」と「手指の低頻度接触表面」に分類しました。前者はドアノブや電灯のスイッチのように、ヒトの手指が頻回に触れるところです。外見上は汚れていないように見えても、ヒトの手指が頻回に触れるので、何らかの病原体が付着している可能性が高いのです。後者は天井や床など、手指が殆ど触れない環境表面のことです。そのため、ヒトの手指に付着している病原体による汚染は少なくなります。

例えば、MRSA 感染症の患者をケアした医療従事者が手指衛生せずにドアノブを握れば、MRSA がドアノブに付着します。MRSA は環境表面に長期間生息できるので、ドアノブにはしばらくの間、MRSA が付着しています。そして、別の患者がドアノブを握れば、手指に MRSA が付着し、そのまま自分の鼻や眼の粘膜に触れれば感染してしまうのです。このような感染経路は、アシネトバクター属や RS ウイルスなどでも十分にありうるのです。

感染対策として環境表面を適切に処置するには、「手指の高頻度接触表面」を重点的に清掃することが大切です。環境表面はノンクリティカル（P.16コラム参照）に分類されるので、家庭用洗浄剤などを用いてふき取ることで対応できます。「手指の低頻度接触表面」については、水平表面（ハードフロアの表面など）には定期的な掃除、汚染や漏れが見られたときの掃除、患者退院時の掃除、を行います。垂直表面（壁など）は、肉眼的に汚れた場合に清掃する程度で十分です。

6 採血針

採血や血管確保に用いた針には、患者の血液媒介病原体が付着しています。そのようなもので針刺しをすれば、医療従事者は感染してしまいます。その他の鋭利物（血糖測定用の穿刺針など）も同様です。また、面会者が鋭利物に触れてしまうような状況も大変危険です。

7 空気

肺がん疑いで入院していた患者が肺結核であった、といったことは十分にありうることです。また、抗がん剤治療をしていた患者が帯状疱疹を合併することもあります。そのような場合には、病室内の空気が結核菌や水痘‐帯状疱疹ウイルスに汚染されてしまいます。

空気感染する感染症には結核、水痘、麻疹があります。それらに罹患していることが入院当初から判明していれば空気感染隔離室に入室させるので、一般病室の空気の汚染はありません。しかし、入院したときに症状が不明瞭であったり、入院したあとに合併した場合には、一般病室の空気が病原体によって汚染されることがあります。

この病原体の動きと感染症に注意しましょう

疥癬虫

疥癬には「通常型疥癬」と「角化型疥癬」があります。これらはヒゼンダニ（疥癬虫）によって引き起こされる皮膚感染症です。通常型疥癬と角化型疥癬の相違は疥癬虫の病原性によるものではありません。患者の状況に左右されます。

●通常型疥癬●●●●

通常型疥癬では疥癬虫の数は患者1人当たり10～15匹と少なく、これをヒトからヒトに伝播させるには直接かつ長時間の皮膚と皮膚の接触が必要です。最も頻度の高い症状は掻痒感と発疹であり、それらは疥癬虫の蛋白や糞へのアレルギー反応によるものです。発疹は指間部、手首、肘、腋窩、ペニス、乳頭、腰、殿部、肩甲骨部分に多く見られます。

●角化型疥癬●●●●

角化型疥癬では多数の疥癬虫（最大200万匹）が感染しているので、短時間の皮膚と皮膚の接触で伝播します。患者が用いたベッド、衣類、家具からも伝播することがあります。抵抗力が正常の人が角化型疥癬に罹患することはなく、高齢者、免疫不全の人、掻痒感を感じることができないとか引っ掻くことができないような状況の人（脊髄損傷、麻痺、感覚喪失、精神衰弱など）において、角化型疥癬が引き起こされます。角化型疥癬は病院のみならず、高齢者施設や長期療養型施設において疥癬のアウトブレイクを引き起こしています。

● インフルエンザウイルス（付録 P.124参照）

　インフルエンザは無熱で咳症状のみの場合から、高熱や関節痛が見られる場合など様々な症状を呈します。症状が軽いからといってインフルエンザを否定できません。

　一般病棟では見舞い客が毎日のように訪れていますが、インフルエンザの流行期になると、症状の軽いインフルエンザ患者が入院患者を見舞いにくることがあります。このような人々は、自分がインフルエンザに罹患していることを知らずに、病院へきているのです。そのような見舞い客から入院患者にインフルエンザウイルスが伝播することがあるのです。

● ノロウイルス（付録 P.125参照）

　ノロウイルスに感染しても何ら症状を呈さない人がいます。そのような人であっても感染性があるので、周囲の人にウイルスを伝播することがあります。ノロウイルスの流行期には、無症状もしくは軽度の症状の見舞い客が病院を訪れることがありますが、そのような人が入院患者にノロウイルスを伝播しているのです。

　高齢者や抵抗力が低下している人がノロウイルス胃腸炎に罹患すると、重症化して入院が必要なことがあります。このような患者は突発的に嘔吐することがあり、廊下やベッドの上を嘔吐物で汚染することがあります。また、嘔吐にはエネルギーを持ってエアロゾルを空気中に浮遊させる力があるので、患者の嘔吐後には空気中にノロウイルスを含んだエアロゾルが浮遊している可能性があります。

● 血液媒介病原体（付録 P.128参照）

　一般病棟では採血や点滴といった、注射針などの鋭利物を用いる医療行為が頻繁になされています。この場合、針刺しによって医療従事者が血液媒介病原体に感染してしまうことがあります。血液媒介病原体にはB型肝炎ウイルス（HBV：Hepatitis B Virus）、C型肝炎ウイルス（HCV：Hepatitis C Virus）、ヒト免疫不全ウイルス（HIV：Human Immunodeficiency Virus）などがあります。

　針刺し時の感染の危険度は HBV ＞ HCV ＞ HIV となります。HBV は HBs 抗体を持っていない人での針刺しでは30％の確率で感染します。HCV は3％、HIV は0.3％です。

　肉眼的に見えない程度の血液が環境表面に付着した場合、HBV はそこで1週間生息し、そこに触れた手などの小さな擦り傷や引っ掻き傷から体内に入り込むことがあります。そのため、HBV は HCV や HIV と異なり、無自覚の曝露によって感染することがあります。

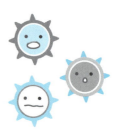

MRSA（付録 P.130参照）

　MRSAの主な感染経路は医療従事者の手指です。医療従事者が患者から患者にケアを移しているときに手指衛生が不十分ですと、医療従事者の手指を介して、MRSAが患者から患者に移動します。

　MRSAは環境表面に数週間も生息できることから、ドアノブなどの「手指の高頻度接触表面」にはMRSAが付着していることがあります。そのため、そこに触れた医療従事者もしくは患者の手指を介して伝播することがあります。

　MRSAに感染している人の殆どが何ら症状を呈しない保菌者ですが、手術患者やがん患者のような抵抗力の低下した人では肺炎、手術部位感染、縦隔炎などの感染症を呈することがあります。

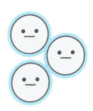

腸内細菌（付録 P.132参照）

　尿道留置カテーテルの蓄尿バッグには、患者が陰部に持っている病原体が混入することがあります。陰部には腸内細菌科細菌（大腸菌、クレブシェラ属、プロテウス属など）が付着していることがあります。そこから尿道とカテーテルの隙間を病原体が上行して、尿路系に侵入するのです。蓄尿バッグの排尿口がこれらの細菌にて汚染し、そこから尿道留置カテーテルシステムに侵入してくることもあります。

　尿道留置カテーテルでは、膀胱および尿道にカテーテルという異物が留置されるので、感染症に脆弱な状態になります。その結果、腸内細菌科細菌のみならず、緑膿菌、腸球菌、エンテロバクター属など、様々な病原体が尿道留置カテーテルシステムに入り込む可能性があるのです。

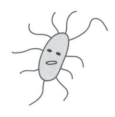

● **結核菌**（付録 P.131参照）

　誤嚥性肺炎などの診断にて入院していた患者が、実は肺結核で排菌していた、ということは常にありうることです。結核病棟では結核と診断された患者が入院しているので、曝露対策が実施されていますが、一般病棟で結核患者が発生したときには無防備曝露（N95マスクを装着せずに診療するなど）となる危険性があります。

　結核菌は飛沫核に乗って病室の空気に浮遊しています。そのため、肺結核患者が大部屋に入院すれば、同室者は結核菌で汚染された空気を長時間共有することになります。結核菌を含んだ飛沫核を同室者が吸い込み、それが肺胞に到達することによって結核菌に感染するのです。

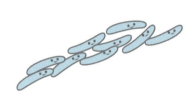

● **具体的な感染予防はこうします**

❶　**ベッドの上、ベッド柵など（患者の周辺環境）**

　ベッドの上は皮膚落屑などが付着しているので、定期的に清掃します。角化型疥癬の患者の場合には、頻回かつ念入りに清掃する必要があります。

　ベッド柵などは家庭用洗浄剤を用いて日常的な清掃をします。採血時にベッドの上などに血液が零れた場合はシーツを交換します。

❷　**ドアノブ、床頭台のスイッチなど（手指の高頻度接触表面）**

　ドアノブなどの「手指の高頻度接触表面」は患者、医療従事者、面会者が頻回に触れるところです。そこには人々の手指に付着している病原体が生息している可能性が極めて高いといえます。そのため適切な洗浄が必要となります。この場合、日常的には家庭用洗浄剤を用いた一般的な清掃で構いません。しかし、ノロウイルス、有芽胞菌（クロストリジウム・ディフィシル）、多剤耐性菌に感染している患者の病室では、次亜塩素酸ナトリウム溶液を用いた消毒を加える必要があります。

　結核菌は空気感染しかしないので、環境表面に患者の喀痰が付着したとしても結核の感染源とはなりません。しかし、日常的な処置は必要であり、家庭用洗浄剤を用いて喀痰をふき取る必要があります。消毒薬を噴霧する必要はありません。

❸ カーテン

　カーテンは人々が容易に触れるところであり、患者が咳をしたときに口や鼻から飛び散る飛沫が付着するところでもあります。それにもかかわらず、カーテンは机の上や床頭台の表面のように家庭用洗浄剤を用いてふき取ることができません。頻回に洗濯することもできません。そのため、カーテンに触れた後の手指衛生の徹底が必要となります。肉眼的に汚れたカーテンは迅速に交換します。また、患者が退院したときにも交換します。

❹ 蓄尿バッグ

　蓄尿バッグには尿という培地が入っていて、そこには病原体が増殖していると考えるのが適切です。そのため、蓄尿バッグ内の尿を排出するときには周辺に飛び散らないようにします。また、取り扱ったあとの手指衛生は必ず実施しなければなりません。

　複数の患者の蓄尿バッグを取り扱うときには、患者から患者への病原体の移動を防ぐ必要があります。この場合、同じ廃棄用容器に複数の患者の尿を注ぎ込むことは避けなければなりません。同じ容器に尿を注ぎ込んだりすると、尿が飛び散ったときに容器内の尿が排出口に付着し、そこから蓄尿バッグ内に病原体が入り込んでしまう可能性があるからです。

❺ ポータブルトイレ

　ポータブルトイレは患者の排便に含まれる病原体によって容易に汚染される環境表面であり、十分な対応が必要です。ポータブルトイレは臀部の健常皮膚に接触することからノンクリティカルに分類（P.16コラム参照）されるので、日常的には家庭用洗浄剤を用いた洗浄で十分です。しかし、ノロウイルス胃腸炎や偽膜性大腸炎の患者では、洗浄のあとに次亜塩素酸ナトリウム溶液にて消毒します。

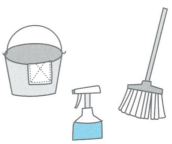

❻ 採血針

　病室では患者から採血を実施することがありますが、このとき医療従事者が誤って自分の手指などに針を刺してしまうことがあります。そのようなことを防ぐために、採血時には鋭利物を廃棄するための耐貫通性廃棄物ボックスを必ず携帯します。また、リキャップしないようにすることも大切です。

❼ 空気

複数の患者が入院している大部屋において、肺炎や肺がんなどと思われていた患者が実は肺結核であったということがあります。病棟は外来と異なり、僅か1日の入院でも空気を24時間共有することになります。そのため、結核患者が発生したときには、同室者は全員が結核感染のハイリスク患者となります。この場合、結核患者を空気感染隔離室に移動させるとともに、病室の空気を迅速に入れ替えることが大切です。

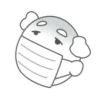

> **Column　スポルディングの分類**
>
> 　医療器具は「クリティカル器具」「セミクリティカル器具」「ノンクリティカル器具」の3つのカテゴリーに分類されます。「クリティカル器具」は血流に直接挿入したり、無菌である体内区域に挿入される器具のことです。外科手術器具や血管内カテーテルなどであり、このような器具には滅菌が必要です。「セミクリティカル器具」は正常粘膜に接する器具のことです。内視鏡や気管支鏡などが含まれます。これらには滅菌もしくは高水準消毒をします。「ノンクリティカル器具」は正常皮膚に接触するけれども、粘膜には接触しない器具です。血圧計カフ、松葉づえ、ベッド柵、床頭台、床などです。これには洗浄で対応します。
>
> 　医療器具の「滅菌」「消毒」「洗浄」は、器具が「クリティカル器具」「セミクリティカル器具」「ノンクリティカル器具」のどれに分類されるのかによって決定されます。どの患者に用いたかには左右されません。例えば、HIV感染者に用いた車椅子だから消毒するということはないのです。車椅子はノンクリティカル器具なので洗浄で十分です。

Scene 2

ナースステーション

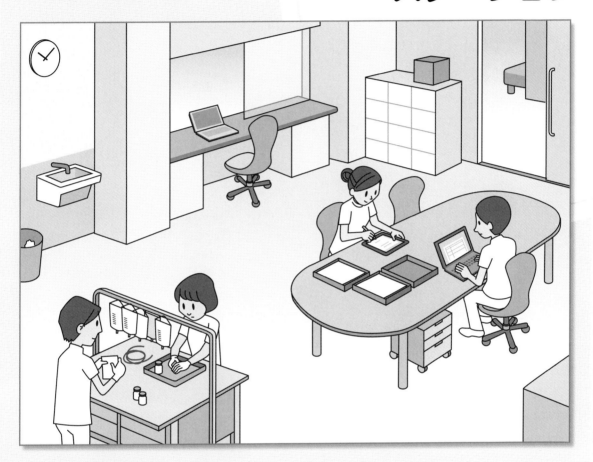

Question
ここはナースステーションです。
どこにどんな病原体がいるのでしょうか？
考えてみましょう。

Hint
　医師や看護師は電子カルテに記録を記入するために、キーボードやマウスに頻回に触れています。入り口には手洗い場があります。入院患者の点滴を準備する区域もあります。

第1章　一般的な院内区域

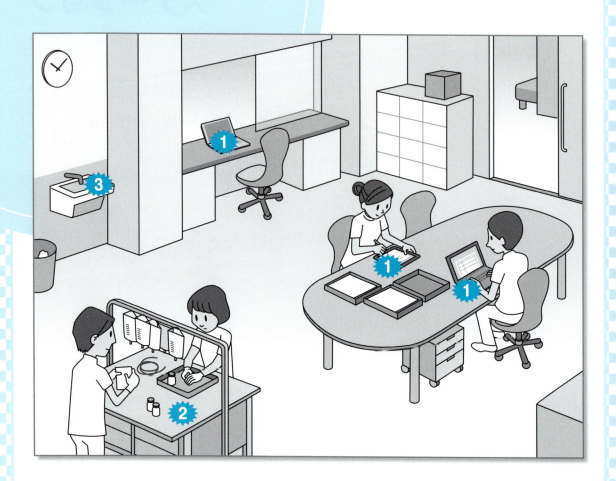

Answer
① キーボードや携帯情報端末など（手指の高頻度接触表面）
② 点滴調整台
③ 手洗い場

ナースステーション

どこのどんな病原体に注意を払うべきでしょうか？

❶ キーボードや携帯情報端末など（手指の高頻度接触表面）

　医療従事者が患者記録を電子カルテに入力するためには、キーボードやマウスを頻回に操作しなければなりません。紙カルテが用いられていた頃に行われたナースステーションの「手指の高頻度接触表面」についての研究では、看護師が最も頻回に触れるものはカルテでした（図1）。それ故、電子カルテが用いられるようになってからは、コンピューターのキーボードやマウスが最も手指が触れる場所と推測されます。これらの表面は医療従事者の手指に付着している病原体によって、濃厚に汚染されていると考えるべきです。

　医療従事者が病室での患者ケアのあとに、手指衛生が不十分な状況でナースステーションに戻ってきて、キーボードやマウスに触れると、医療従事者の手指の常在菌のみならず、患者が持っている病原体も付着することになります。

　携帯情報端末（PDA：Personal Digital Assistant）の表面は、患者の皮膚落屑や常在菌によって相当汚染されています。患者ケアのときに病原体が看護師の手指に付着し、そのような手指でPDAに触れるからです。PDAはナースステーションに持ち帰ることがあるので、それらの保管場所も汚染されています。

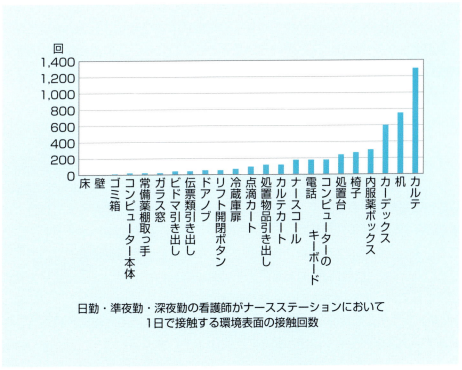

図1　ナースステーションの「手指の高頻度接触表面」
（出典：高橋里菜．環境整備の見直し〜CDCガイドラインに基づいて〜．
全国自治体病院協議会雑誌 42（8），62-64，2003より）

従って、ナースステーションでは、キーボード、マウス、PDAのような「手指の高頻度接触表面」には、医療従事者の常在菌のみならず、患者が持っている病原体が付着している可能性があるのです。黄色ブドウ球菌、コアグラーゼ陰性ブドウ球菌、連鎖球菌、腸内細菌のみならず、ノロウイルスやインフルエンザウイルスの流行期にはこれらのウイルスが付着しているかもしれません。

❷ 点滴調整台

病棟では患者に点滴治療を頻回に行っています。そのため、患者に用いる点滴を準備する必要があり、それらは点滴調整台で取り扱っています。この点滴調整台は病院ごとに配置が異なっており、ナースステーションの片隅に設置してあったり、空間に余裕がある病院では隣接する別室であったりします。

点滴調整台の上は適切に清掃しないと、医療従事者の手指に付着している表皮ブドウ球菌やMRSAを含む黄色ブドウ球菌が付着している可能性があります。

点滴ボトルの内用液を零したままにしておくと、緑膿菌のような湿気を好む病原体が繁殖してきます。

❸ 手洗い場

手指衛生が感染対策において最も大切な対策であることから、ナースステーションには必ず手洗い場があります。手洗い場では多くの医療従事者が頻回に手洗いをしていることから、周辺に水が飛び散り、床も濡れていることがあります。このようなところは、定期的に清拭して乾燥させなければ、緑膿菌のような湿気を好む病原体が増殖してきます。

この病原体の動きと感染症に注意しましょう

● ノロウイルス（付録P.125参照）

ノロウイルス流行期には、コンピューターのキーボードやマウスなどにノロウイルスが付着している可能性があります。これは、ノロウイルス胃腸炎の患者をケアしたときに医療従事者の手指にウイルスが移動し、手指衛生が不十分な状態でキーボードやマウスに触れることによってウイルスが付着するものです。もしくは、医療従事者がノロウイルスに感染したけれども、症状が軽度であるためそのまま勤務し、トイレを済ませたあとの手指衛生が不十分であっても同様のことになります。

PDAがノロウイルス胃腸炎に罹患した患者の病室でのケアのときに汚染され、それをそのままナースステーションに持ち帰ることによって、感染源となることがあります。

● インフルエンザウイルス（付録 P.124参照）

インフルエンザウイルスは飛沫感染で伝播するので、キーボードの「手指の高頻度接触表面」が感染源になる可能性は少ないといえます。しかし、インフルエンザウイルスは平滑な表面に24～48時間、粗な表面では8～12時間生息することができます。そのため、キーボードやPDAなどに付着しているウイルスを手指に付けて、そのまま自分の鼻腔の粘膜に触れると感染する可能性があります。

● MRSA（付録 P.130参照）

MRSAは環境表面に数週間は生息できるので、環境表面がMRSAの感染経路になりえます。そのため、ナースステーションではキーボード、マウス、PDAといった「手指の高頻度接触表面」が重要なMRSAの感染経路となります。

MRSAのキーボードなどへの感染経路には「MRSAを保菌/発症している患者をケアする→医療従事者の手指にMRSAが付着する→そのままキーボードなどに触れる」「医療従事者自身が鼻腔などにMRSAを保菌している→そこに手指が触れる→手指にMRSAが付着する→そのままキーボードなどに触れる」というものがあります。

ナースステーションにおいてMRSAが医療従事者に伝播しても、保菌者となるだけで誰も感染症を発症しません。しかし、医療従事者の手指にMRSAが付着した状態で病室にて脆弱な患者のケアを行えば、MRSAが伝播し、患者が感染症を発症することになるのです。

● 緑膿菌（付録 P.130参照）

点滴調整台が水道のシンクに近いと水が跳ねることによって、シンクに生息している病原体で輸液製剤が汚染する可能性があります。この場合、特に緑膿菌が問題となります。緑膿菌が輸液製剤に混入すると患者は血流感染を引き起こすことになり、敗血症性ショックとなることがあります。

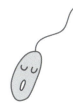

具体的な感染予防はこうします

❶ キーボードや携帯情報端末など（手指の高頻度接触表面）

　キーボード、マウス、PDAなどの「手指の高頻度接触表面」は定期的に清掃します。この場合、家庭用洗浄剤を用いて一般的な清掃をします。インフルエンザやノロウイルスの流行期には清掃の頻度を増やすのがよいでしょう。しかし、「手指の高頻度接触表面」を頻回に清掃するといっても、医療従事者の手指が触れる回数の方が断然多いので、常に清潔にしておくことができません。それ故、キーボードやマウスなどに触れたあとには手指衛生をすることが大切です。

❷ 点滴調整台

　点滴調整台を水道のシンクなど、水が付着しやすい場所の近くに設置しないことが大切です。また、点滴調整台は日常的に家庭用洗浄剤を用いて清掃し、乾燥させるように努めます。

❸ 手洗い場

　湿潤環境は緑膿菌などに繁殖の場を与えますが、これはナースステーションの手洗い場も例外ではありません。従って、手洗い場の周辺が濡れたままにならないようにします。そして、定期的に家庭用洗浄剤を用いて清掃することが大切です。ペーパータオルは手洗い時の水の飛散によって濡れることがないところに設置します。

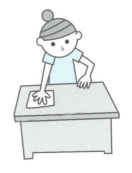
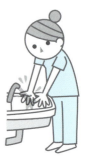

Scene 3　　　トイレ

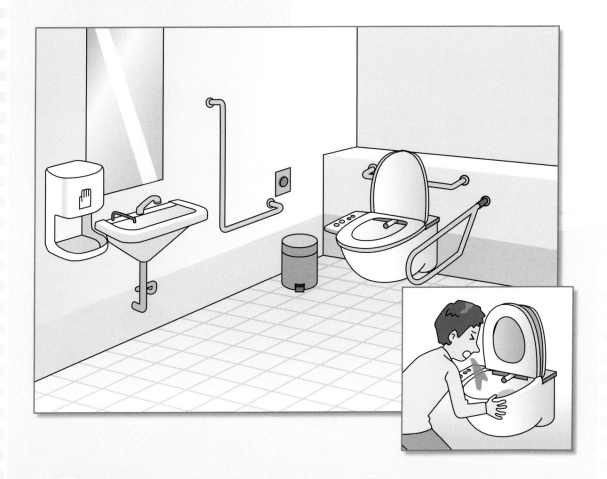

Question
ここは一般病棟のトイレです。
どこにどんな病原体がいるのでしょうか？
考えてみましょう。

Hint
　入院患者ばかりでなく、面会者もトイレを利用しています。ノロウイルスの流行期には、ノロウイルス胃腸炎によって下痢や嘔吐している人も利用します。最近は温水洗浄便座が頻用されるようになりました。

第1章　一般的な院内区域

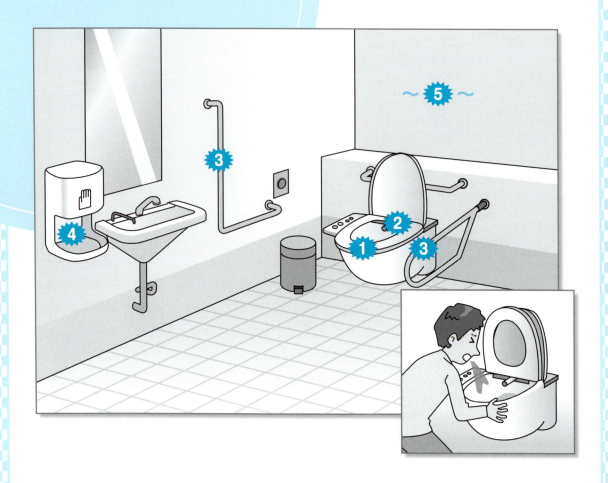

Answer

1. 便器の便座の表面
2. 温水洗浄便座
3. トイレ内の手すり
4. 手指乾燥機
5. 空気

どこのどんな病原体に注意を払うべきでしょうか？

❶ 便器の便座の表面

　便器の便座には多数の人々が腰かけています。この場合、下痢の人も利用しています。また、便器内に排便するときの跳ね返りが付着することがあります。最近は温水洗浄便座の普及により、肛門周囲に付着した糞便を流し落とすときのシャワー水の飛沫が便座に付着していることもあります。そのため、便座の表面には様々な病原体が付着しているのです。

　便座の表面には大腸菌、クレブシェラ属、プロテウス属のような腸内細菌科細菌のみでなく、糞便に含まれている嫌気性菌（バクテロイデス属など）や真菌も付着します。また、湿気を好む緑膿菌のようなブドウ糖非発酵グラム陰性桿菌も付着していることがあります。ノロウイルスやロタウイルスの流行期には、それらの病原体も付着しているかもしれません。すなわち、便器の便座にはヒトの正常便や下痢便に含まれている病原体、湿気を好むグラム陰性桿菌などが付着しているのです。

❷ 温水洗浄便座

　最近は一般家庭のみならず、病院のトイレでも温水洗浄便座が用いられるようになりました。これまでのトイレットペーパーによる肛門処置に比較して、肛門への負担が軽減したことから、痔疾患の減少に大きく貢献しています。

　抵抗力に問題のない人においては、温水洗浄便座のシャワー水に日和見病原体が混入していても何ら害はありません。しかし、ノズルの先端部分が緑膿菌などに汚染されていて、そこから噴出してくるシャワー水に「肛門が荒れている抵抗力の低下した患者（白血病など）」が曝露すると、糜爛や痔瘻から病原体（緑膿菌など）が体内に入り込み、敗血症になってしまう危険性があります。

❸ トイレ内の手すり

　病院では、トイレの内部に手すりが設置されています。これは高齢者や体力が低下している人のような、トイレ内で立ったり座ったりできない人には手すりが必要だからです。手すりは必須のアイテムとなっていますが、同時に排便後の人々が掴むところでもあります。そのため、手指が糞便で汚染した場合には、手すりも同様に汚染してしまうのです。従って、トイレ内の手すりにも、ヒトの糞便に含まれている病原体が付着していると考えるべきです。

　ノロウイルス流行期には、トイレ内の手すりにノロウイルスが付着していることがあります。ロタウイルス流行期の小児科病棟では、ロタウイルスが付着している可能性があります。

❹ 手指乾燥機

　流水と石鹸による手洗いのあとには、ペーパータオルを用いて手から水分をふき取ります。この場合、ペーパータオルに用いる費用とペーパータオルの補充のマンパワーを考慮して、外来などのトイレに手指乾燥機を設置している病院があります。

　手指乾燥機の水受けの部分に水が溜まっていると、手指に付着していた病原体のみならず、湿気を好む緑膿菌のような細菌も増殖してきます。

❺ 空気

　トイレは排便や排尿のみに利用されているわけではありません。嘔吐する場合にも用いられることがあります。嘔吐は胃内容物を食道および口腔内を経由して、体外へ一気に吐き出す行為です。そのため、嘔吐物が口腔から周囲の空間に飛び出し、エアロゾル化して浮遊することがあるのです。

　ノロウイルスは嘔吐物にも含まれています。それ故、ノロウイルス胃腸炎の患者の突発的な嘔吐によって、空気はノロウイルスに汚染されるのです。従って、トイレ内でノロウイルス胃腸炎の患者が嘔吐した場合には、十分に換気されるまでは空気中にノロウイルスが浮遊していると考えます。

この病原体の動きと感染症に注意しましょう

● 腸内細菌（付録 P.132参照）

　トイレの便座や手すりには腸内細菌が付着していると考えるべきです。温水洗浄便座のノズルにも腸内細菌が付着しているかもしれません。トイレの手すりのような環境表面にも腸内細菌が付着しています。

　最近、大腸菌、クレブシェラ属、プロテウス属などの腸内細菌科細菌での ESBL 産生菌の割合が増加しています。

● ノロウイルス（付録 P.125参照）

　トイレではノロウイルス胃腸炎による下痢の患者が排便することがあります。それ故、ノロウイルスの流行期には、ノロウイルスが便座に付着している可能性が高くなります。

　ノロウイルス胃腸炎の患者は突発的に嘔吐することがあります。トイレでは便器に向かって嘔吐するので、やはり便器が汚染されます。また、嘔吐という行為によって、ノロウイルスを含んだ嘔吐物がエアロゾル化し、トイレの空気中に浮遊することがあります。

　トイレの手洗い場では嘔吐した患者が口を漱いだりすることがあるので、その周辺にノロウイルスが付着している可能性があります。

● **ロタウイルス**（付録 P.125 参照）

　ロタウイルスの流行期には、ロタウイルス胃腸炎に罹患した幼児が小児科病棟に入院することがあります。そのような幼児がトイレで排便するときには、便座にロタウイルスを付着させてしまうことがあります。また、トイレのドアノブなどにもウイルスを付着させることがあります。

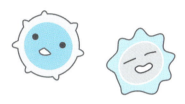

Column　エンデミックとエピデミック

　ロタウイルスもノロウイルスも腸管感染症ウイルスですが、前者はエンデミックに流行し、後者はエピデミックな流行となります。「エンデミック」というのは流行の程度が予測できるもので、昨年や一昨年の流行の程度で今年も流行するであろうと予測することができます。一方、「エピデミック」はこれまでの規模が当てにならない流行となります。すなわち、最近数年間の流行を参考にして受診もしくは入院患者数を予想しても、それを大きく上回る患者数になることがあるのです。ロタウイルスは流行レベルを予測できますが、ノロウイルスは予測できないのです。

具体的な感染予防はこうします

❶　便器の便座の表面

　便器の便座の表面はこまめに家庭用洗浄剤を用いてふき取るようにします。ノロウイルス流行期にノロウイルス胃腸炎の患者が利用した場合には、次亜塩素酸ナトリウム溶液を用いて消毒することが大切です。

❷　温水洗浄便座

　温水洗浄便座には貯湯式と瞬間式があります。貯湯式では温水タンクに温水を貯めておいて、それを必要時にシャワーとして用います。瞬間式は水道水を瞬間的に温めてシャワーするので、タンクは必要ありません。

　タンク内の温水は緑膿菌の繁殖の場となりえます。そのため、貯湯式ではタンク内を定期的に洗浄・乾燥する必要があります。瞬間式ではタンクの問題はありません。

　貯湯式および瞬間式のどちらであっても、ノズルの先端の定期的な清掃は必要です。この場合は家庭用洗浄剤を用いての清掃となります。

❸ トイレ内の手すり

　トイレ内の手すりもまた、便器の便座と同様に家庭用洗浄剤を用いてふき取りします。ノロウイルス胃腸炎や偽膜性大腸炎の患者が利用した場合には、次亜塩素酸ナトリウム溶液を用いて消毒します。

　病棟のトイレは多数の患者や面会者が利用しているので、トイレ利用のたびに清掃することはできません。実際には1日に2～3回程度の清掃になってしまいますが、ノロウイルスの流行期などでは清掃の回数を増やす必要があります。ノロウイルス胃腸炎や偽膜性大腸炎の患者を個室隔離した場合には、個室内トイレの清掃を徹底しなければなりません。

❹ 手指乾燥機

　手指乾燥機の水受けに水が溜まったままにしないようにします。定期的に家庭用洗浄剤を用いて洗浄してから、乾燥させるようにします。

❺ 空気

　一般的にトイレは換気扇が設置されていて、十分な換気がなされています。そのため、感染対策として不適切な換気がなされることは少ないのが現状です。しかし、ノロウイルス胃腸炎の患者が利用したあとは、十分な換気がなされているかの確認が必要です。特に、嘔吐が見られた場合には、換気が終了するまで他の人が利用しないようにします。

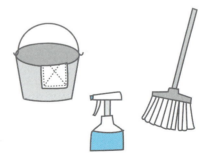

Scene 4　　　　　　　　浴室

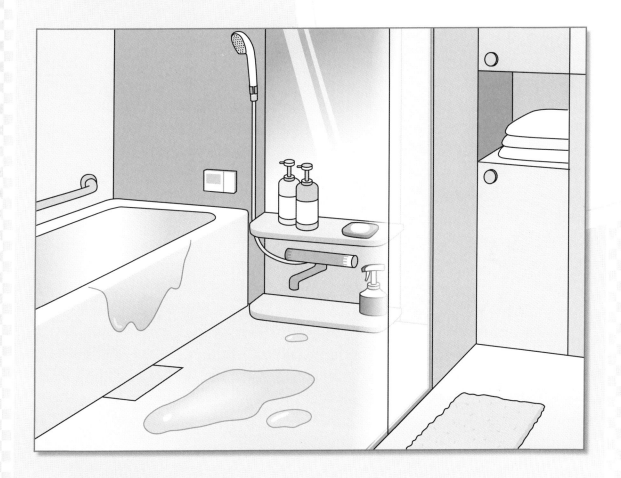

Question
ここは浴室です。
どこにどんな病原体がいるのでしょうか？
考えてみましょう。

Hint
　浴室は典型的な湿潤環境です。そこでは、液体石鹸、シャンプーといった液状洗浄剤が利用されています。

第1章　一般的な院内区域

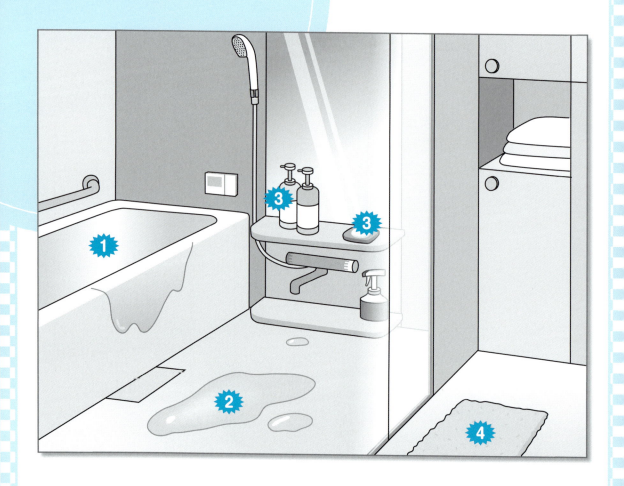

Answer

① 浴槽
② 床などに水が溜まっているところ
③ シャンプー、液体石鹸、固形石鹸受け
④ バスマット

浴室

どこのどんな病原体に注意を払うべきでしょうか？

❶ 浴槽
　患者が入浴すると、浴槽の湯には患者の皮膚落屑が浮遊します。それ故、患者の皮膚に付着している病原体によって汚染されていると考えるべきです。この場合、黄色ブドウ球菌や表皮ブドウ球菌のみならず、陰部に付着している腸内細菌科細菌（大腸菌、クレブシェラ属、プロテウス属、エンテロバクター属）なども入り込んでいます。

❷ 床などに水が溜まっているところ
　数日間も水が澱んだままとなっているところには、湿気を好む病原体が増殖します。例えば、ブドウ糖非発酵グラム陰性桿菌（緑膿菌など）、腸内細菌科細菌（セラチア属など）、アスペルギルス属などです。浴室の壁を濡れたままに放置してしまっても、同様のこととなります。

❸ シャンプー、液体石鹸、固形石鹸受け
　シャンプーや液体石鹸のボトルが空になったときに、そのままシャンプーや石鹸を継ぎ足してゆくと水分が溜まり続けることになり、ボトル内部に緑膿菌などの湿気を好む病原体が増殖してきます。また、固形石鹸受けが濡れたままの状況で放置されていると、やはり、緑膿菌などが増殖してきます。

❹ バスマット
　バスマットは患者の素足が直接触れるところなので、足白癬の患者の患部が触れることによって白癬菌が付着することがあります。バスマットの管理が不適切の場合、そこに白癬菌が生息し、別の人の足が触れることによって伝播します。
　バスマットを濡れたままに放置しておくと、緑膿菌や真菌などの湿気を好む病原体が住み着いてきます。

この病原体の動きと感染症に注意しましょう

● 緑膿菌（付録 P.130参照）
　ブドウ糖非発酵グラム陰性桿菌です。本菌は土壌や植物などの環境に生息していますが、病院内では流し台、病室の花瓶、トイレの便器などに住み着いています。日和見病原体なので、健常人には何ら病原性を持ちません。しかし、免疫不全患者や手術患者では敗血症を引き起こしたり、手術部位感染を呈したりすることがあります。もともと耐性菌なのですが、抗菌薬が存在している環境では、さらに耐性を獲得してゆきます。エンドトキシンを産生するので、ショックや多臓器不全を引き起こすことがあります。

● アシネトバクター属

ブドウ糖非発酵グラム陰性桿菌です。自然界に広く分布しており、ヒトの腸管、呼吸器、皮膚などに検出されることがあります。病原性は乏しいですが、広域抗菌薬を投与していると菌交代現象として検出されるようになります。日和見病原体であり、多剤耐性菌です。アシネトバクター属による感染の約80％がアシネトバクター・バウマニによるものです。

● ステノトロフォモナス・マルトフィリア

ブドウ糖非発酵グラム陰性桿菌です。本菌は土壌や汚水に生息する病原体です。多剤耐性菌なので、広域抗菌薬を長期にわたって使用すると、菌交代現象で検出されるようになります。本菌が検出されただけでは抗菌薬による治療をする必要はありませんが、本来無菌である血液や髄液などから検出された場合には治療が必要です。

● バークホルデリア・セパシア

ブドウ糖非発酵グラム陰性桿菌です。土壌由来の細菌で多剤耐性菌です。日和見病原体であり、広域抗菌薬が使用されると、菌交代現象として検出されるようになります。日本人での頻度は少ないのですが、白人に多く見られる嚢胞性線維症の患者では重篤な肺炎の原因となっています。

● ラルストニア・ピケッティ

ブドウ糖非発酵グラム陰性桿菌です。この細菌は過去にはシュードモナス・ピケッティ、バークホルデリア・ピケッティと呼ばれていましたが、1995年にラルストニア・ピケッティと改称されました。水，土壌，植物など、自然界に広く分布していますが、ヒトの上気道（口腔，咽頭，気管など）に住み着いていることもあります。日和見病原体なので、健常人では何ら病原性を示しませんが、抵抗力が低下している人では肺炎や敗血症を発症することがあります。

Column　ブドウ糖非発酵グラム陰性桿菌

グラム陰性桿菌のなかで、ブドウ糖を嫌気的に発酵しない細菌の総称です。土壌などの環境に生息していますが、ヒトの皮膚や粘膜にも住み着いていることがあります。湿潤環境であれば栄養分の乏しい状況であっても増殖できますが、乾燥に弱いのが一般的です。

正常免疫の人には何ら病原性を示さないけれども、抵抗力が低下している人には日和見感染症を引き起こします。元来、多剤耐性菌ですが、それに加えて様々な耐性機構を獲得するので、さらに耐性度を高めることができます。ブドウ糖非発酵グラム陰性桿菌には、シュードモナス属（緑膿菌など）、アシネトバクター属、ステノトロフォモナス属、バークホルデリア属、ラルストニア属などが含まれます。

● エンテロバクター属

腸内細菌科のグラム陰性桿菌です。セファロスポリン分解型のβラクタマーゼを産生するので、抗菌薬を投与していると菌交代現象として増殖してきます。病原性は低いのですが、免疫不全患者や抗菌薬を長期投与されている患者では、敗血症、肺炎、心内膜炎、骨髄炎などを引き起こす日和見病原体です。

● セラチア・マルセッセンス

腸内細菌科のグラム陰性桿菌であり、「霊菌」ともいわれます。水や土壌など湿潤した環境に生息している病原体です。多剤耐性菌ですが、本菌が検出されたということで必ず治療が必要ということはありません。本来無菌の血液などで検出されれば治療します。日和見病原体です。

● アスペルギルス属（付録 P.134参照）

アスペルギルス属は真菌です。自然界（土壌、水、腐敗した草木など）に広く生息しており、胞子を形成します。

吸湿性の建築材料（壁板など）を濡れたままにしておくと、その区域においてアスペルギルス胞子の数が増加し、病原体拡散の発生源となってしまいます。そのため、壁や床の水漏れは必ず修理しておかなければなりません。

● 白癬菌

白癬症は病変が身体のどの部分にあるのかによって、体部白癬（たむし）、股部白癬（いんきんたむし）、足白癬（みずむし）、手白癬、爪白癬、頭部浅在性白癬（しらくも）などがあります。白癬菌が掌蹠の厚い角質層に寄生している場合を足白癬や手白癬といいます

Column 菌交代現象

ヒトの消化管系（腸管や胆道など）、呼吸器系（気管や気管支など）、生殖器系（膣など）、皮膚には常在菌が生息しています。ヒトに抗菌薬を投与すると、その抗菌薬に感受性のある細菌が死滅し、感受性のない細菌が生き残ります。抗菌薬を継続すれば、感受性のない細菌のみが増殖することになり、細菌バランスが崩れてしまいます。これを菌交代現象といいます。日常診療でよく見られる菌交代現象による感染症には、偽膜性大腸炎や膣カンジダ症などがあります。抗菌薬を投与することによって腸管内のバクテロイデス・フラジリスなどの腸内細菌が死滅し、クロストリジウム・ディフィシルが増殖します。そして、毒素を産生することによって偽膜性大腸炎が発症するのです。女性に抗菌薬を投与すれば、膣内の常在細菌が死滅します。そこではカンジダ属が増殖することができるので、膣カンジダ症を呈します。

（手白癬の頻度は少ないです）。従って、足背部や手背部に生じた場合には体白癬と診断されます。

白癬菌は菌糸状真菌（糸状菌）です。原因菌は角化傾向のあるトリコフィトン・ルブルム（紅色白癬菌）と、小水疱を形成することの多いトリコフィトン・メンタグロフィテス（毛瘡白癬菌）が殆どを占めています。

具体的な感染予防はこうします

❶ 浴槽

浴槽の湯は患者ごとに交換しなければなりません。同じ湯を用いて複数の患者が入浴することは適切ではありません。湯の交換には時間を要するので、基本的にはシャワーを用いるようにします。その日の最後の患者が利用したあとには浴槽の内部をふき取り、十分に乾燥させます。

❷ 床などに水が溜まっているところ

床や棚の上に水が溜まったままにしておくことは適切ではありません。浴槽と同様に、その日の最後の患者が利用した後は、濡れたところをふき取って乾燥させます。

湿気の多いところで真菌が生息しているのが肉眼的に確認できる場合には、迅速に処理します。天井も含め、真菌の増殖が発生していないことを定期的に確認することが大切です。

❸ シャンプー、液体石鹸、固形石鹸受け

シャンプーや液体石鹸のボトルをそのまま詰め替え続けてゆくと、緑膿菌などのグラム陰性桿菌が増殖してしまいます。詰め替えるときには、一度水洗いをしてから乾燥させることが大切です。

固形石鹸は基本的には使用しないようにします。固形石鹸は液体石鹸よりも汚染している頻度が高いからです。また、固形石鹸受けが濡れたままになっていると緑膿菌などの増殖の場となるので、常に乾燥させるようにします。固形石鹸をどうしても利用するときには小さく小分けして利用します。大きなサイズの石鹸が濡れたままとなっていて、それを小さくなるまで使用し続けることは大変危険なことだからです。

❹ バスマット

バスマットは洗濯し、乾燥させるようにします。同じバスマットを湿潤した状況で長期間利用することは避けます。この場合、家庭用洗浄剤を用いた日常的な洗濯で十分ですが、漂白剤を入れることも適切です。

Scene 5　　　　　　外来待合室

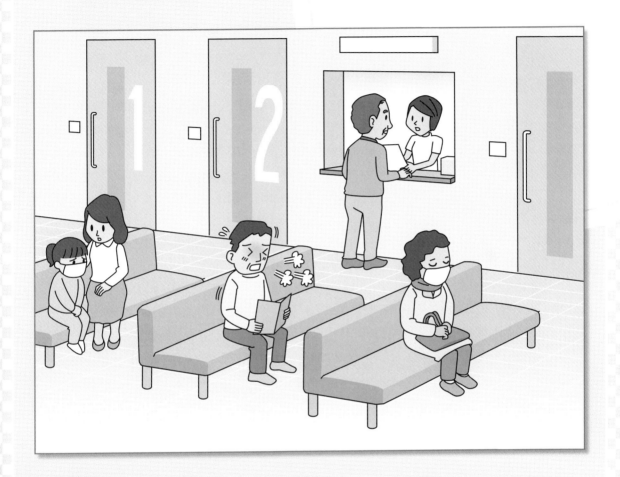

Question
ここは外来待合室です。
どこにどんな病原体がいるのでしょうか？
考えてみましょう。

Hint
　多数の人々が外来待合室で診察を待っています。そこではノロウイルス胃腸炎の患者が床に向かって嘔吐することがあります。また、インフルエンザの流行期に、咳や発熱があるにもかかわらず、咳エチケットをしない人もいます。

第1章　一般的な院内区域

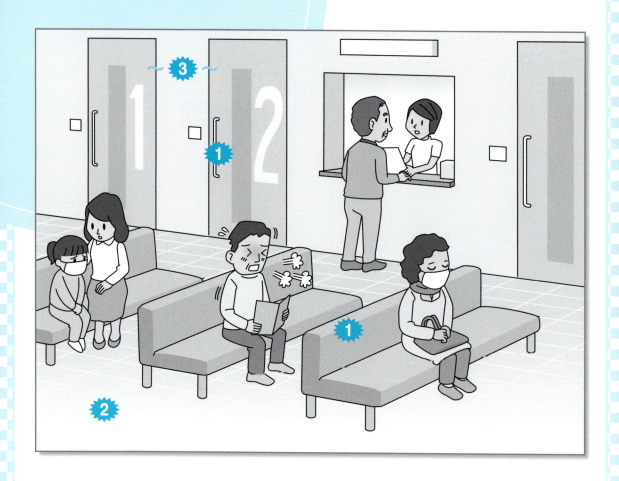

Answer

① 外来の椅子の背もたれの上部、診察室のドアノブなど（手指の高頻度接触表面）
② 床
③ 空気

どこのどんな病原体に注意を払うべきでしょうか？

❶ 外来の椅子の背もたれの上部、診察室のドアノブなど（手指の高頻度接触表面）

　外来の椅子の背もたれの上部や診察室のドアノブのような「手指の高頻度接触表面」には、様々な病原体が付着しています。

　病室の「手指の高頻度接触表面」ではMRSAなどの多剤耐性菌が問題となりますが、外来では市中で流行している感染症の病原体が問題となってきます。冬季ではインフルエンザウイルスやノロウイルスが付着している可能性があります。また、ライノウイルスのような感冒の原因となる病原体も付着していることがあります。

❷ 床

　ノロウイルス胃腸炎で外来受診した患者が、待合室にて突然嘔吐することがあります。この場合、嘔吐物が床に飛散し、床がノロウイルスによって汚染します。

　採血したあとに採血部の圧迫が不十分な場合には、血液が漏れ出てくることがあります。その血液をふき取ったガーゼを、床に落としてしまうこともあります。このような場合、床に血液媒介病原体が付着することがあります。

❸ 空気

　日常の外来待合室では、空気が病原体によって汚染することはありません。しかし、麻疹や水痘患者が待っていると、これらのウイルスが空気中に浮遊してきます。また、インフルエンザウイルスは飛沫感染しますが、換気が悪いと空気中に浮遊し、空気感染することもあります。

この病原体の動きと感染症に注意しましょう

● インフルエンザウイルス（付録P.124参照）

　毎日、外来待合室には多数の人々が診察を待っています。インフルエンザの流行期には、インフルエンザに罹患した患者も紛れ込んできます。発熱や咳があるならば、咳エチケットが必要なのですが、一部の患者は無頓着なことがあり、周辺にウイルスを拡散させています。

　殆どの人はインフルエンザに罹患しても自然に回復します。しかし、幼児（生後24ヵ月未満）、高齢者、免疫不全患者、心臓疾患や肺疾患のある人ではインフルエンザに罹患すると肺炎を合併し、重症化することがあります。このような脆弱な患者が待っている待合室に、咳エチケットを遵守しないインフルエンザ患者が入り込むことは、大変危険なことなのです。

第1章　一般的な院内区域

● **ライノウイルス**

　ヒトが1年間に風邪を引く回数は、成人では2〜3回、小児（8〜12歳）では8〜12回といわれています。感冒の原因には様々なものがありますが、ライノウイルスが最も頻度の高い原因病原体です（成人の感冒の2分の1〜3分の1を占めています）。小児がライノウイルスの主な保存庫となっています。

　ライノウイルスには100種類以上の血清型があります。ライノウイルスに感染すると、ウイルスは鼻分泌物に7〜10日間程度生息します。鼻咽頭に2〜3週間も持続的に見られることがあります。

　ライノウイルスは鼻粘膜や結膜の表面に付着して感染します。エアロゾルによる伝播もありますが、ウイルスの自家接種（ウイルスが付着している手指を自分の粘膜に触れることによってウイルスが伝播すること）にて感染することが殆どです。従って、「手指の高頻度接触表面」はライノウイルスの感染経路になりやすいといえます。

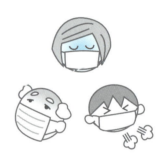

● **ノロウイルス**（付録 P.125参照）

　ノロウイルスの流行期には、ノロウイルス胃腸炎に罹患した患者が外来待合室で待っていることがあります。ノロウイルスは下痢便のみならず、嘔吐物にも含まれています。ノロウイルス胃腸炎では噴出するような嘔吐をすることがありますが、このような嘔吐が見られた場合、ウイルスがエアロゾル化して空気中に浮遊することがあります。また、床や椅子にウイルスを飛散させればその環境表面を汚染することになります。

● **麻疹ウイルス**（付録 P.126参照）

　麻疹を初期症状にて鑑別することはできません。そのため、発熱や倦怠感にて受診した患者が麻疹であった、ということは十分にありうることです。外来待合室では多くの患者が様々な疾患にて受診を待っていますが、麻疹の患者がそのなかに紛れ込む可能性があります。麻疹は空気感染することと、その強力な感染力故に周囲の人々に伝播する危険性が高いのです。

● 水痘 - 帯状疱疹ウイルス（付録 P.127参照）

　水痘は小児に多い感染症なので、小児科の外来待合室で水痘の小児が待っていることがあります。また、帯状疱疹は高齢者や抗がん剤治療によって抵抗力の低下した人で見られることが多いので、内科や皮膚科の外来待合室で帯状疱疹の成人患者が待っていることがあります。

　水痘 - 帯状疱疹ウイルスは感染力が強く、抗体を持っていない人へ容易に伝播します。水痘は空気感染しますが、帯状疱疹も空気感染することがあります。

● 具体的な感染予防はこうします

❶ 外来の椅子の背もたれの上部、診察室のドアノブなど（手指の高頻度接触表面）

　外来の椅子の背もたれの上部や診察室のドアノブといった「手指の高頻度接触表面」は、ノンクリティカルに分類されるので家庭用洗浄剤を用いて清掃します。

　外来待合室では多数の人々が受診を待っているので、「手指の高頻度接触表面」を頻回に清掃したとしても、すぐに病原体によって汚染されてしまいます。しかし、数日間も全く清掃しないことは適切ではありません。1日1回は清掃して汚染の蓄積を避けなければなりません。同時に、患者には手洗い教育を徹底して、汚染した環境表面に付着していた病原体を手指に付けたまま、眼や鼻腔の粘膜に触れないように啓発することが大切です。

❷ 床

　ノロウイルス胃腸炎の患者が床に嘔吐した場合、嘔吐物はペーパータオルで静かに、しっかりふき取ることが大切です。そして、次亜塩素酸ナトリウム溶液にて消毒します。カーペットの場合はカーペットタイルを外して、洗濯に下ろすようにします。

　このような処置をする場合、処理をする医療従事者は手袋とサージカルマスクを装着しなければなりません。また、処理後は流水と石鹸で十分に手洗いすることが大切です。

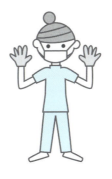
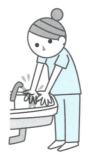

❸ 空気

　発熱や咳があるにもかかわらず咳エチケットをしない患者は、インフルエンザウイルスなどの病原体を周辺にまき散らせています。そのため、咳エチケットの継続的な啓発が大切です。また、インフルエンザ流行期には換気を十分に行うようにします。

　ときどき、診療所や他の病院から麻疹や水痘が疑われるということで、外来紹介されることがあります。そのような患者は、待合室で待たせないようにします。他の患者と同じ動線（受付→廊下→待合室）で移動させないことが大切です。病院入口で本人確認をしてから、他の患者との接触を避けて、個室診察室に誘導しなければなりません。

　空気感染する感染症の患者の外来診療では陰圧の個室が必要ですが、そのような個室がなければ換気のよい個室を利用するようにします。この場合、十分に換気されるまで次の患者を入室させないようにします。

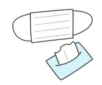

> **Column　咳エチケット**
>
> 　咳エチケットは未診断の感染力のある呼吸器感染症の患者、同伴家族、同伴友人をターゲットとしています。彼らに咳、充血、鼻水、気道分泌物の増加といった症状があれば、医療施設に入るときに咳エチケットを実施してもらいます。
>
> 　咳エチケットが必要な疾患には、インフルエンザ、麻疹、風疹といったウイルス感染症や百日咳などの細菌感染症が含まれます。これらの呼吸器感染症は症状のみでは区別できないので、感染症の種類や有無を問わず、咳や鼻水などの症状のある人々すべてが実施することになります。
>
> 　発熱は多くの呼吸器感染症で見られますが、百日咳や軽度の上気道感染症では発熱しないことがあります。そのため、発熱がないからといって、呼吸器感染症をかならずしも除外できません。喘息、アレルギー性鼻炎、慢性閉塞性肺疾患の患者も咳やくしゃみをすることがあります。これらの患者に感染性はないですが、やはり咳エチケットは必要です。
>
> 　咳エチケットは咳やくしゃみをするときに口や鼻を覆うだけではありません。「医療施設のスタッフ、家族、面会者に教育する」「患者、同伴家族、友人への教育にポスターを利用する」「咳をするときにはティッシュにて口と鼻を覆う。使用したティッシュは捨てる。咳をしている人はサージカルマスクを装着する」「気道分泌物に接触したあとは手指衛生をする」「一般待合室においては呼吸器感染のある人から空間的分離（理想的には1m以上）を確保する」などが含まれます。

Column インフルエンザワクチン

　日本で用いられているインフルエンザワクチンにはA型2株、B型1株の3株が混合されています。A型にはインフルエンザ（H1N1）2009とH3N2（香港型）が含まれており、B型はビクトリア株もしくは山形株が入っています。このワクチンは不活化ワクチンなので、免疫不全患者やがん患者にも安心して接種できます。

　インフルエンザワクチンには卵蛋白がごく少量混入していますが、卵アレルギーの人であっても、軽く調理した卵を食べて何ら問題がなければ接種は可能です。卵を食べるたびに蕁麻疹が出る人も接種できますが、この場合は接種後30分間は観察をする必要があります。しかし、卵を食べたあとに、急性の呼吸苦などの重篤な症状を経験した人には接種を控えるのがよいでしょう。

　妊婦にはインフルエンザワクチンの接種は必須と考えるべきです。その理由は「妊婦はインフルエンザに罹患すると重症化しやすい」「胎児の神経系は発熱に弱い」「妊婦に接種すると抗体が産生され、胎盤を移行して胎児に到達し、出産後の新生児がインフルエンザから守られる」といったものが挙げられます。ワクチンに関連した胎児への副反応は見られないことも明らかになっています。

第2章
血液が飛散することの多い区域

　すべての病棟や外来では血液が飛散することがあります。採血や血管確保などの手技が行われているからです。そのなかでも特に血液が飛散することが多い区域があります。救急外来では交通外傷の患者などが運び込まれます。透析室では血液が体外循環しています。手術室では開腹手術などが行われています。このような区域では、環境表面が血液によって汚染されている可能性が高いといえます。

Scene 1　　　　　救急外来

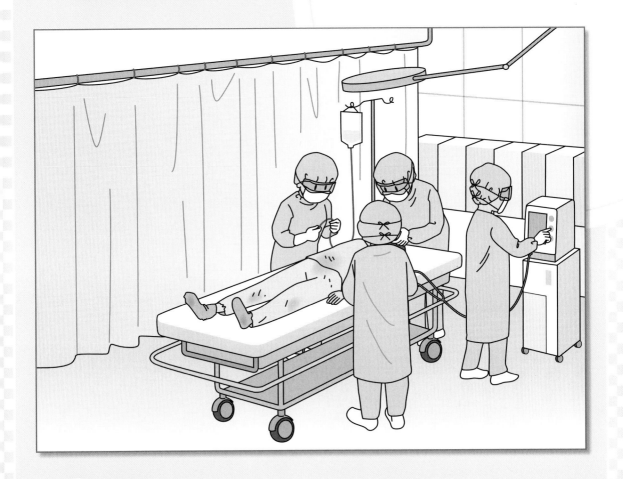

Question
ここは救急外来です。
どこにどんな病原体がいるのでしょうか？
考えてみましょう。

Hint
　救急外来には、交通外傷の患者、インフルエンザやノロウイルス胃腸炎の患者、結核患者などが時間内および時間外に受診しています。

第2章　血液が飛散することの多い区域

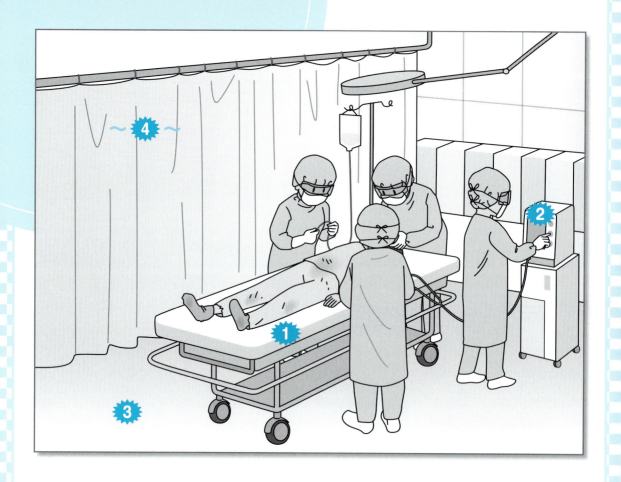

Answer
① 救急処置台
② 心電図モニターなどの機器のスイッチ（手指の高頻度接触表面）
③ 床
④ 空気

どこのどんな病原体に注意を払うべきでしょうか？

❶ 救急処置台

外傷、心筋梗塞、脳梗塞などの患者の治療のために24時間稼働している救急処置台には、血液媒介病原体が付着している可能性があります。これは外傷からの出血によるものだけではなく、採血や血管確保のときに漏れ出てくる血液によって汚染することもあります。

インフルエンザやノロウイルス胃腸炎によって脱水や意識障害となった人の救命処置でも救急処置台を利用するので、これらの病原体が付着していることがあります。

❷ 心電図モニターなどの機器のスイッチ（手指の高頻度接触表面）

心電図モニターの機器のスイッチなどは「手指の高頻度接触表面」なので、他の医療区域と同様に、医療従事者や患者の手指に住み着いている病原体が付着しています。

外傷患者のケアのときに、緊急時ということで、血液が付着した手袋を装着した手で機器のスイッチに触れることがあります。このような行為は感染対策を無視しているということではなく、緊急の状況で救命を優先するためにやむをえないことなのです。それ故、救急外来の「手指の高頻度接触表面」には血液媒介病原体が付着している可能性が高いのです。

❸ 床

救急外来の床にはいつでも血液が飛散する可能性があります。また、尿や下痢便が付着したオムツが床に落下することもあります。患者がいきなり嘔吐することによって、嘔吐物が床に零れ落ちることもあります。そのため、床には様々な病原体（血液媒介病原体やノロウイルスなど）が付着していると考えるべきです。

❹ 空気

救急外来に喀血などで受診した患者が肺結核であった、ということは十分にありうることです。喀血があれば肺に空洞がある可能性が高く、排菌量は相当なものであることが容易に推測されます。結核菌は空気感染する細菌であり、飛沫核に乗って空気中に浮遊します。

同様に、麻疹や水痘に罹患した患者が救急外来に受診した場合にも、それらのウイルスが空気中に浮遊することになります。

冬季になるとインフルエンザに罹患した患者が多数受診します。インフルエンザは飛沫感染するので、患者から2m以上離れていれば感染することはありません。しかし、換気が悪いと一部のウイルスが空気中に浮遊してくるので、2m以上の距離があっても感染することがあります。

ノロウイルス胃腸炎の患者が嘔吐するときには、嘔吐物の一部がエアロゾル化して空気中に浮遊してきます。その空気を吸い込むことによって、他の人々にノロウイルスが伝播します。

この病原体の動きと感染症に注意しましょう

● インフルエンザウイルス（付録P.124参照）

　冬季のインフルエンザの流行期には、多数のインフルエンザ患者が救急外来に受診します。しかし、外来受付でインフルエンザを肺炎や腎盂腎炎といった発熱性疾患と確実に鑑別することは困難です。

　インフルエンザウイルスは飛沫感染するので、医療従事者が救急外来でサージカルマスクを装着せずにインフルエンザ患者を診療すると、感染する危険性があります。
インフルエンザは発症の1日前から感染力があるので、インフルエンザ患者に同伴した同居家族は無症状であっても、発症前日であれば感染源になりえます。救急外来では、重症インフルエンザ患者から現病歴などを聴取できない場合、同伴家族から聞き取りをすることがあります。もし、感染性のある家族に無防備に接触すれば（サージカルマスクを装着せずに1m以内で会話をするなど）、インフルエンザウイルスに感染する危険性があるのです。

● ノロウイルス（付録P.125参照）

　冬季のノロウイルスの流行期になると、多数の患者が激しい嘔吐や脱水によって救急外来に受診することがあります。受診するのは小児が多いのですが、重症化したり死亡するのは高齢者が多いことが知られています。

　救急外来に受診するノロウイルス胃腸炎の患者の多くは脱水になっているので、殆どの患者には補液が必要です。そのため、点滴している時間は救急外来の待合室やベッドなどに滞在することになります。そのときに嘔吐したりすると、床にノロウイルスが付着したり、ノロウイルスを含んだエアロゾルが空気中に浮遊することになります。

● 血液媒介病原体（付録P.128参照）

　救急外来では交通外傷の診療や外科的処置などで、医療従事者が血液に曝露する可能性があります。これは患者の体内から血液が飛び散って曝露することもあるし、採血時に針刺しをすることもあります。また、環境表面に付着している血液に触れてしまうこともあります。

● 結核菌（付録P.131参照）

　救急外来では呼吸状態が悪い患者に挿管することがあります。この場合、医療従事者は患者の口腔内や喉頭を確認するために、患者の顔面に自分の顔面を近づけることになります。また、患者も気道に管を挿入されるのですから、強い咳をすることになります。万一、患者が肺結核であると、医療従事者が結核菌に感染するリスクが高くなります。

　一般に結核は短時間での空気の共有では感染しません。救急外来で数分間直接会話をし

た程度では感染しないのです。しかし、挿管といった咳を強く誘発するような行為であれば、短時間の空気の共有であっても、結核に感染する可能性は出てくるのです。

具体的な感染予防はこうします

❶ 救急処置台

　救急処置台には血液や体液が付着している可能性が極めて高いと考えるべきです。当然のことながら、肉眼的に血液の付着が見られたら、そこをペーパータオルでふき取ってから次亜塩素酸ナトリウム溶液にて消毒します。

　救急外来に搬送される外傷患者が、搬送時に血液媒介病原体に感染しているか否かは不明です。そのため、すべての患者が感染しているという前提で対応することが適切です。

❷ 心電図モニターなどの機器のスイッチ（手指の高頻度接触表面）

　救急外来の「手指の高頻度接触表面」（心電図モニターの機器のスイッチなど）には、医療従事者の手指に生息している病原体（黄色ブドウ球菌など）のみならず、血液媒介病原体が付着している可能性があります。

　救急外来の環境表面は、日常的には家庭用洗浄剤を用いたふき取りで十分ですが、血液汚染の可能性が高い場合には次亜塩素酸ナトリウム溶液による消毒を行います。

❸ 床

　救急外来では、外傷患者の血液が飛散して床に付着したとか、ノロウイルス胃腸炎の患者が突然嘔吐して、床に嘔吐物を飛び散らしたなどということがあります。このようなときにはペーパータオルで血液や嘔吐物をふき取ってから、次亜塩素酸ナトリウム溶液で消毒します。このとき、手袋を装着して処置をすることは当然のことですが、ノロウイルス胃腸炎の患者の嘔吐物を処置するときには、医療従事者はサージカルマスクを装着する必要があります。

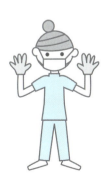

❹ 空気

結核、麻疹、水痘のように空気感染する病原体に感染していることがあらかじめ判明している患者は、別室（できれば陰圧室）にて診療します。

しかし、多くの患者は診察してから診断されるので、そのときには既に救急外来の空気は病原体によって汚染されています。従って、救急外来は常に十分な換気をする必要があります。これは空気感染する結核、麻疹、水痘のみならず、インフルエンザやノロウイルス胃腸炎の患者に対する対応としても大切です。

> **Column　エボラ出血熱**
>
> 現在、エボラウイルスが世界を震撼させています。今回のアウトブレイクは2014年3月に西アフリカから始まりました。エボラウイルスには5種類（ザイール、スーダン、アイボリーコースト、ブンディブギョ、レストン）がありますが、今回のアウトブレイクはザイール・エボラウイルスによるものです。エボラウイルスは嘔吐、出血症状、多臓器不全といった症状を呈することから、救急外来に受診する可能性があるので十分な感染対策を構築しておく必要があります。
>
> エボラウイルス病（EVD：Ebola Viral Disease）は突然の発熱と不快感ではじまり、筋肉痛、頭痛、嘔吐、下痢などの非特異的な症状を伴います。潜伏期は2〜21日間です。EVDの患者のなかで、約18％が出血症状を呈します。重症で致死的な患者は多臓器不全（肝機能障害、腎機能障害、中枢神経系障害など）を呈し、ショックとなり死亡します。
>
> ウイルスの保存庫としての野生動物は確定されていませんが、フルーツコウモリが保存庫の1つであるとするエビデンスがあります。エボラウイルスに感染した野生動物に接触することによって、ヒトに伝播し、その後、体液（血液、尿、汗、精液、母乳など）に直接接触することによってヒトからヒトに伝播します。発症する前の患者には感染性はありませんが、発症後は感染性があり、死後もウイルスを伝播させます。葬儀のときに遺体に触れることによっての感染も報告されています。エボラウイルスは発症後61日間も精液から分離されています。
>
> エボラウイルスは乾燥した環境表面（ドアノブやテーブルの上）に数時間、血液などの体液の中では数日間（室温）生存できます。一般に、エンベロープを有するウイルスは消毒薬感受性が良好です。エボラウイルスはエンベロープを持っているので、家庭用漂白剤で容易に死滅します。そのため、EVDの患者が搬送された救急外来では、血液や体液が付着している環境表面はペーパータオルにて拭き取ってから、次亜塩素酸ナトリウム溶液で消毒します。また、ドアノブやベッド柵のような「手指の高頻度接触表面」についても、次亜塩素酸ナトリウム溶液を用いて消毒します。当然のことながら、患者の診療や病室の消毒においては、担当者は個人防護具（ガウン、マスク、ゴーグルなど）を適切に装着し、使用後は身体を汚染しないように適切に取り外して廃棄することが大切です。

SCENE 2　　　　　　　　　透析室

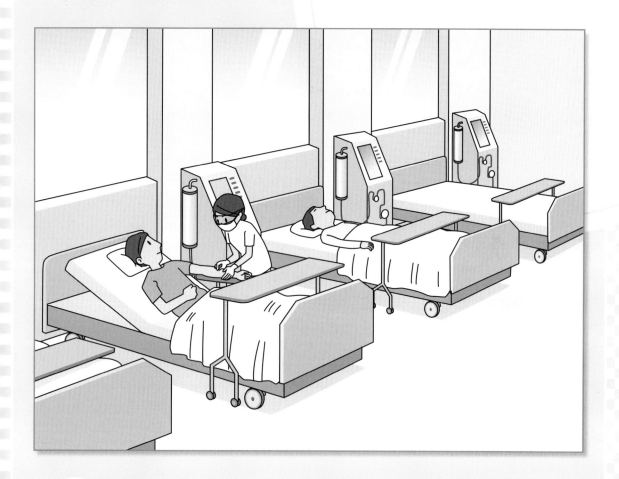

Question
ここは透析室です。
どこにどんな病原体がいるのでしょうか？
考えてみましょう。

Hint
　透析室では複数の患者が同時に血液飛散の可能性のある治療（シャントに針を刺入するなど）がなされています。

第2章 血液が飛散することの多い区域

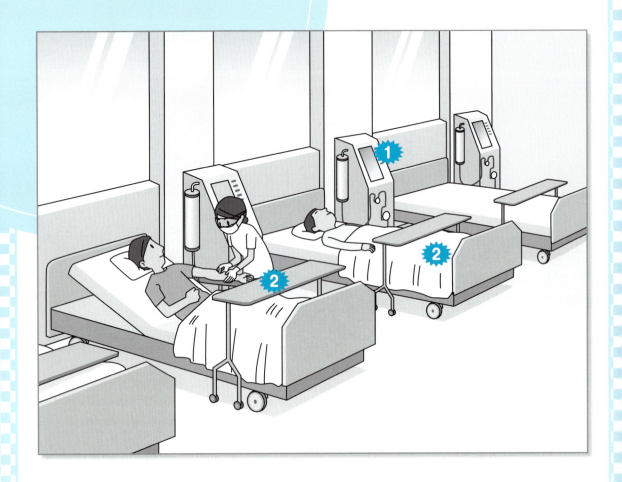

Answer
① コンソールのスイッチなど（手指の高頻度接触表面）
② 患者のベッドや机の上など（患者の周辺環境）

どこのどんな病原体に注意を払うべきでしょうか？

❶ コンソールのスイッチなど（手指の高頻度接触表面）

　透析室も一般病棟と同様に、「手指の高頻度接触表面」には様々な病原体が付着しています。この場合、医療従事者が患者ケアのときに手指に付着させた病原体（黄色ブドウ球菌、表皮ブドウ球菌など）が付着しています。

　透析室では他の医療区域とは異なり、環境表面にHBVが付着していて、そこから複数の透析患者にHBVが伝播する危険性があります。すなわち、透析室ではコンソールのスイッチなどにはHBVが付着しているかもしれない、という認識が大切です。

❷ 患者のベッドや机の上など（患者の周辺環境）

　患者のベッドや机の上などは患者の周辺環境なので、皮膚落屑や皮膚常在菌が付着していることがあります。また、シャントに穿刺するときに血液が飛散して付着している可能性もあります。

　従って、患者周囲の環境表面には黄色ブドウ球菌、表皮ブドウ球菌、血液媒介病原体などが付着している可能性があります。

この病原体の動きと感染症に注意しましょう

● 血液媒介病原体（付録 P.128参照）

　透析室では透析針の刺入や抜去のときに血液が溢れ出て、環境表面に血液が付着することがあります。そのような環境表面には血液媒介病原体が生息している可能性があります。血液媒介病原体にはHBVの他にHCV、HIVなどがありますが、HBVが最も感染力の強い病原体です。環境表面に付着している目に見えない程度の血液に含まれているHBVに手や指が触れ、手指の小さな擦り傷などから体内に入り込んで感染することがあります。

　例えば、患者Aの透析によって目に見えない程度の血液が飛散し、環境表面に付着したとします。透析スタッフがそのような表面に触れるとHBVが手指に付着します。これは手袋を交換したとしても、交換したあとに汚染環境表面に触れれば同様に汚染します。その手指で次の透析患者のシャント部分に触れればHBVが付着します。そして、透析のため針を挿入したときに、ウイルスが血管内に入り込んでHBVに感染するのです（図2）。

　正常免疫の人がHBVに感染したときには、B型急性肝炎を発症することがあります。しかし、透析患者は抵抗力が低下しているので、発症することなく、キャリア（ウイルスに感染しているが何ら症状を呈さない人）になってしまうことが殆どです。そのため、感染していることが気づかれないことがあります。しかし、血液中にはウイルスが流れているので、透析室では環境表面を汚染することによって、周囲の患者にHBVを伝播してしまうのです。

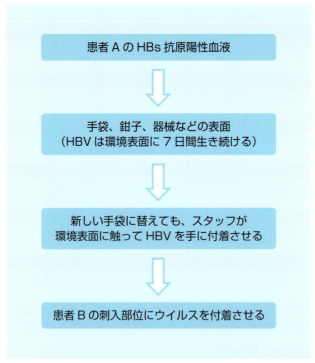

図2　透析患者へのHBV感染経路

　HCVはHBVほどの感染力はないので、環境表面が感染経路になることはありません。すなわち、HCVが付着した環境表面が感染源になることはないのです。
　透析患者がHCVに感染するためには、ある程度のウイルス量が体内に入り込む必要があります。そのため、生理食塩水などにHCVが混入して患者の体内に入り込む、といった感染経路が必要です。
　透析患者は抵抗力が低下していることから、HCVに感染しても患者は何ら症状を呈さないことが知られています。しかし、C型慢性肝炎となり、肝硬変、肝がんへと進行してしまうのです。
　HIVもまたHCVのように環境表面は感染経路になりません。そのため、環境表面に付着したHIVによって透析患者が感染することはありません。

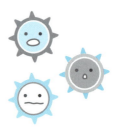

具体的な感染予防はこうします

❶ コンソールのスイッチなど（手指の高頻度接触表面）

透析室では、コンソールのスイッチのような「手指の高頻度接触表面」には血液が付着している可能性があります。

肉眼的に血液が付着していれば、次亜塩素酸ナトリウム溶液にて消毒します。肉眼的に血液で汚染していなくても、血液が付着しているかもしれません。そのため、透析室では基本的に手袋を装着して業務することが大切です。

❷ 患者のベッドや机の上など（患者の周辺環境）

透析室ではHBVは環境表面を介して伝播することがあるので、HBV感染患者は個室にて透析します。しかし、多くの透析センターでは個室にて透析ができないのが実情です。このような場合、HBs抗原（＋）患者のベッドの配置が極めて重要です。

まず、透析室の片隅にHBs抗原（＋）患者のベッドを配置します。そして、その周囲にHBs抗原（－）HBs抗体（＋）患者を配置し、さらにその外側のベッドでHBs抗原（－）HBs抗体（－）患者の透析を行うのです。すなわち、HBs抗原（－）HBs抗体（＋）患者をHBs抗原（＋）患者とHBs抗原（－）HBs抗体（－）患者の間の緩衝に利用するのです（図3）。このようにすれば、HBVが環境表面に付着したとしても、感受性のある患者がそこに触れることはありません。

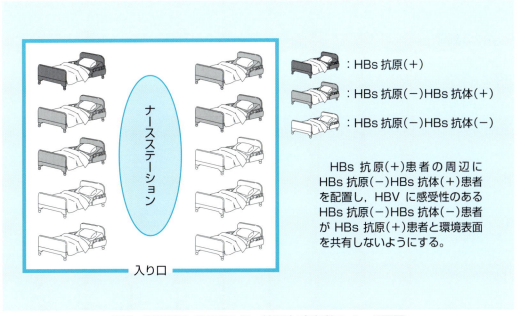

図3　透析室におけるHBs抗原（＋）患者のベッド配置

透析患者がHBVに感染すると、殆どがキャリアとなり、HBVを環境表面に付着させます。そのため、HBs抗原が陽性となった透析患者を迅速に見付け出すことが重要です。従って、HBs抗原検査をできるだけ頻回に実施します。

　HBs抗原(－)HBs抗体(－)患者にはHBVワクチンを接種し、HBs抗体(＋)を獲得しておきます。

　HCVやHIVは環境表面が感染経路にならないので、これらのウイルスに感染している透析患者についてはベッドを指定する必要はありません。

　透析スタッフは血液が噴出したり飛び散ったりする処置（透析開始時と終了時など）を実施するときには、患者の感染症(HBV、HCV、HIV)の有無に関係なく、ガウン、フェースシールド、ゴーグル、サージカルマスクを装着します。

　透析ベッドに持ち込まれた物品は使い捨てとしたり、1人の患者のみに使用します。透析ベッドに持ち込んだ未使用の薬剤やサプライ（注射器、アルコールスワブなど）は、共通区域に戻さないようにします。薬剤を運搬するために共通カートを使用してはいけません。

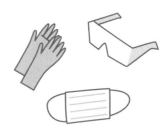

Scene 3　手術室

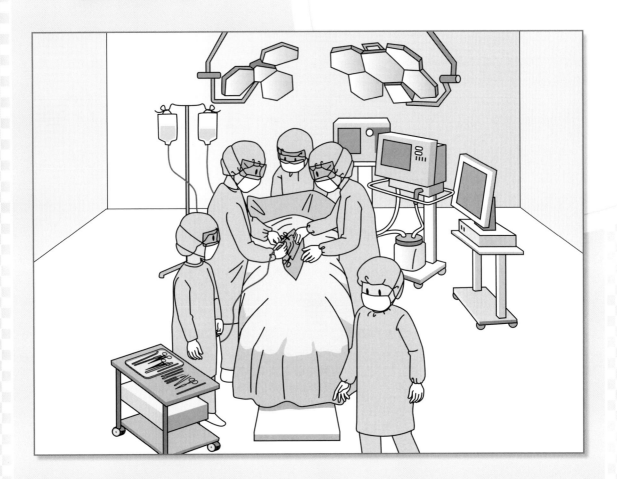

Question
ここは手術室です。
どこにどんな病原体がいるのでしょうか？
考えてみましょう。

Hint
　手術患者を感染から守るという視点と、手術室スタッフを血液媒介病原体から守るという視点から考えてください。

第2章 血液が飛散することの多い区域

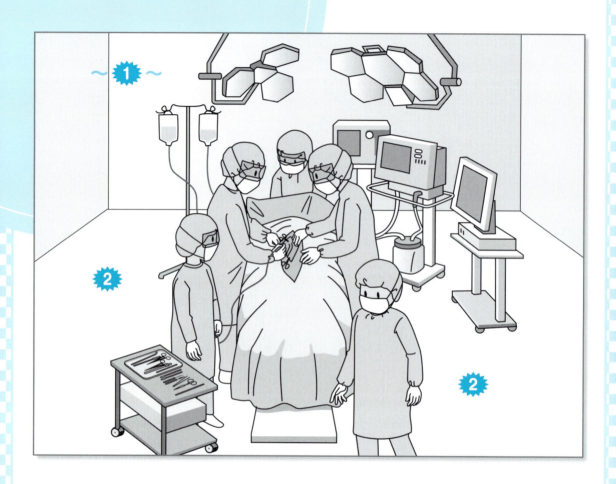

Answer
① 空気
② 床

どこのどんな病原体に注意を払うべきでしょうか？

❶ 空気

　手術室の室内圧は廊下よりも高く設定されています。そして、HEPAフィルタ（High-Efficiency Particulate Air Filter）にて濾過された空気が天井から床に向かって流れています。HEPAフィルタは特定の空気流速度において、0.3μm以上の粒子を99.97%以上除去することができるフィルタです。そのように管理された空気が流れている限り、手術室の空気には病原体が浮遊することはありません。ただし、人が手術室に立ち入ると空気は汚染します。

　空調設備の不具合によって、陽圧環境が保たれなければ、廊下から室内に空気が流れ込む危険性があり、空気は汚染します。また、HEPAフィルタが適切に交換されていなければ、天井から流れ出る空気も汚染する危険性があります。

　室内に様々な機器が置いてあれば空気流が乱されてしまいます。特に、排気口の近くに器材が置いてあると適切な空気流が確保できません。

　手術室の扉の開け閉めが頻回であれば、部屋の陽圧が保たれないので、室内の空気は汚染されます。さらに、室内で動き回る人の数が増えると、空気はヒト由来の病原体によって汚染されます。

　管理が不十分な空気には、何らかの病原体が混入する可能性があります。この場合、様々な病原体が問題となりますが、実際に手術室で問題となるのはコアグラーゼ陰性ブドウ球菌と口腔内連鎖球菌です。これらはどちらもヒト由来です。

❷ 床

　手術時には血液が床などに飛散することがあります。大量の血液によって一気に汚染されることもあります。また、目に見えない程度の血液が床に飛び散っていることもあります。従って、床にはHBV、HCV、HIVなどの血液媒介病原体が付着している可能性があります。

　床は手術部位感染の感染源にはなりません。重力および空気流（天井から床に向かう）に逆らうようにして床に付着している病原体が空気中に浮かび上がり、そのまま上昇して手術部位に到達するといった感染経路は存在しないからです。床に付着している病原体を空気中に浮遊させるには、床に向かってエネルギーを与えなければなりません。例えば、扇風機によって床に向かって空気を吹き付けるなどです。しかし、実際の手術現場ではそのようなことはありません。床は患者への病原体の感染源にはならないのです。

　実際、手術部位感染の原因菌の殆どは、患者自身の体表面や腸管・気道の常在菌による感染なのです。手術部位感染を引き起こしている病原体を頻度順に並べると、黄色ブドウ球菌、コアグラーゼ陰性ブドウ球菌、腸球菌属、大腸菌、緑膿菌、エンテロバクター属、プロテウス・ミラビリス、肺炎桿菌となります。

この病原体の動きと感染症に注意しましょう

● コアグラーゼ陰性ブドウ球菌

　手術部位感染で特に問題となるのはブドウ球菌です。ブドウ球菌はコアグラーゼを産生する黄色ブドウ球菌と、コアグラーゼを産生しないコアグラーゼ陰性ブドウ球菌に大きく分類されます。後者には表皮ブドウ球菌などの様々な細菌があります。

　ブドウ球菌のなかで最も病原性の強いのが黄色ブドウ球菌ですが、手術患者ではコアグラーゼ陰性ブドウ球菌が病原性を示すこともあります。コアグラーゼ陰性ブドウ球菌は正常免疫の人で感染症を呈することは殆どありませんが、手術患者、人工弁患者、血管内カテーテル挿入患者では血流感染などの感染症を呈することがあります。

　手術室では、室内で動き回るスタッフの数が多いと、コアグラーゼ陰性ブドウ球菌による感染の頻度が増加することがわかっています。

● 連鎖球菌

　手術室では腰椎麻酔や硬膜外麻酔が実施されることがあります。このとき、穿刺をする医師がサージカルマスクを装着しないと、医師の口腔咽頭細菌叢で見られる連鎖球菌が患者の髄液に入り込み髄膜炎となることがあります。実際、唾液連鎖球菌（*Streptococcus salivarius*）による髄膜炎の報告があり、死亡例もあります。

　A群β溶血連鎖球菌による手術部位感染のアウトブレイクが、「保菌している術者」から「患者」への空気感染によって発生した、という報告があります。この事例では手術室の空気から原因菌が検出されています。ただし、A群β溶血連鎖球菌の空気感染は、手術室以外では発生したことはありません。

● 血液媒介病原体（付録 P.128参照）

　手術室では血液や血液が混じった生理食塩水などが、床を含めた環境表面に飛散しています。医療機器の表面に飛び散って付着している可能性もあります。このようなところには血液媒介病原体が付着していると考えるべきです。

　手術室では、環境表面から手術患者に血液媒介病原体が伝播することはありません。患者の手術部位が環境表面に触れることはないからです。

　しかし、「術者や助手などの医療従事者」や「手術後の機器・機材などを取り扱っている医療従事者」が、針刺しなどによって血液媒介病原体に感染することがあります。すなわち、手術室における血液媒介病原体への対応は、医療従事者を感染から守ることを目的としているのです。

具体的な感染予防はこうします

❶ 空気

　手術室の室内圧が廊下よりも高いことの確認が必要です。この場合、微差圧計を用い、室内外の微差圧を測定して、記録していることが大切です。室内の陽圧を維持するためには手術室の扉は閉じておきます。頻回な開け閉めは室内に流れ込む空気を増大させ、陽圧が保たれなくなります。

　手術室の空気は室内にいる人によって汚染されます。そのため、室内で動き回る人の数を最小限にすることが大切です。すなわち、手術に関連しない見学者などの数を減らす必要があります。

　HEPAフィルタの管理も大切です。HEPAフィルタは定期的に交換しなければなりません。フィルタが不適切な期間使用されてしまうと、濾過効率が低下してしまうからです。

❷ 床

　血液媒介病原体が混じった血液が手術時に床へ零れたり、飛散したりすれば、床はこれらの病原体によって汚染されることになります。この場合、適切に処理することが大切です。実際には床に血液が零れた場合は、ふき取ってから次亜塩素酸ナトリウム溶液にて消毒します。

　多量の血液の場合にはペーパータオルにて血液をふき取ってから、5,000ppm程度の次亜塩素酸ナトリウム溶液にて消毒します。少量であれば、500ppm程度でよいです。手術と手術の間では零れた血液を除去することを目的として、汚染部分はスポット的に処理をします。一日の手術を終えたら、ウェットバキュームにて清掃します。

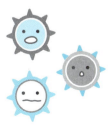

Column　滅菌・消毒・洗浄

　「滅菌」は病原体を完全に除去・破壊することを目的とした処置です。「滅菌」する方法には、加熱法（高圧蒸気法、乾熱法）、照射法（放射線法）、ガス法（酸化エチレンガス法、過酸化水素ガスプラズマ法）などがあります。火炎法（加熱法の一種）や濾過法なども滅菌法に分類されています。医療機関において最も頻用されている滅菌法は、加熱法とガス法です。

　「消毒」は滅菌と洗浄の中間に位置しています。「消毒」は「滅菌」に比較して殺菌プロセスが弱く、消毒薬も使用されます。消毒は殆どすべての病原体を除去することができますが、滅菌と異なり芽胞を殺滅することはできません。「消毒」は高水準、中水準、低水準の3段階に分けられます。

　「高水準消毒」は熱に弱いセミクリティカル器具（内視鏡など）に用いられます。高水準消毒は強力な殺芽胞性化学薬品（グルタールアルデヒド、過酢酸、過酸化水素）にて行われますが、環境表面に使用することはできません。

　「中水準消毒」はウシ型結核菌を不活化できる消毒法です。ウシ型結核菌は一般的な栄養型細菌、真菌、小～中型ウイルスよりも消毒薬にかなり耐性があります。中水準消毒として用いられる消毒薬には塩素含有化合物（次亜塩素酸ナトリウムなど）、アルコール、フェノール系やヨードホールの一部が含まれます。

　「低水準消毒」は栄養型細菌、真菌、エンベロプのないウイルス（HIV、インフルエンザウイルスなど）、エンベロプのあるウイルスの一部（アデノウイルスなど）を不活化する消毒法です。低水準消毒薬には第四級アンモニウム塩、フェノール系やヨードホールの一部が含まれます。

　「洗浄」は洗剤や界面活性剤を用いて、器材や環境の表面から病原体を除去する物理的な方法です。滅菌や消毒の前には、洗浄によって有機物や塩分などの病原体の不活化に影響するものを除去する必要があります。器具の表面の洗浄が不十分の場合、滅菌や消毒は不十分となります。

Scene 4

産科病棟（分娩室を含む）

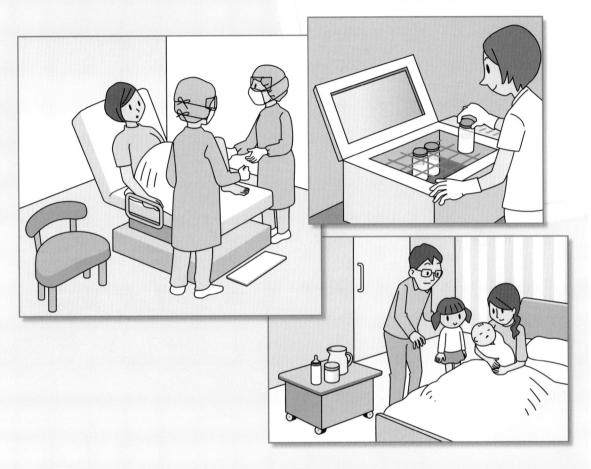

Question

ここは産科病棟です。分娩室や授乳室があります。
どこにどんな病原体がいるのでしょうか？
考えてみましょう。

Hint

　産科病棟には妊婦、褥婦、新生児が入院しており、面会者には小児家族も多く訪れます。ここでは冷蔵保存してあった人工乳や母乳を温めて授乳することがあります。分娩室では血液や羊水が飛散することがあります。

第2章 血液が飛散することの多い区域

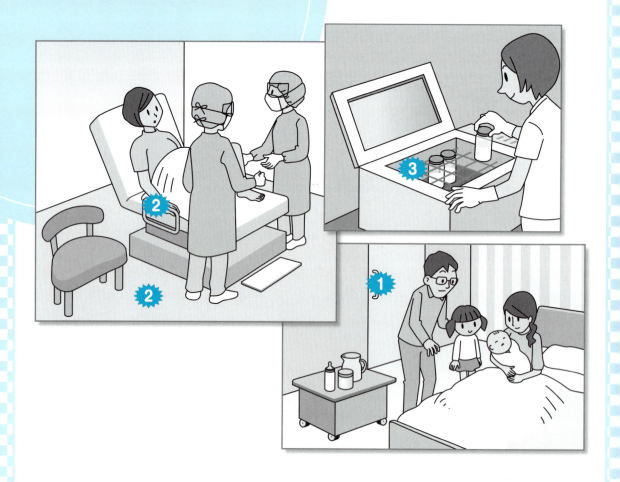

Answer

① 病室のドアノブなど（手指の高頻度接触表面）
② 分娩室の分娩台の手すりや床など
③ 温乳器

産科病棟（分娩室を含む）

どこのどんな病原体に注意を払うべきでしょうか？

❶ 病室のドアノブなど（手指の高頻度接触表面）

　産科病棟には新生児の兄弟姉妹が面会にくることがあります。そのため、小児科病棟のように、小児で問題となる病原体がドアノブなどの「手指の高頻度接触表面」に付着している可能性があります。この場合、冬季ではRSウイルス、ロタウイルス、インフルエンザウイルスが付着していることがあります。ノロウイルス流行期には、ノロウイルスが付着していることもあります。

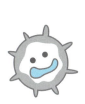
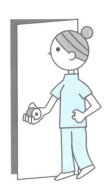

❷ 分娩室の分娩台の手すりや床など

　分娩室では出産時に血液や羊水が飛散することがあるため、床などの周辺環境には血液媒介病原体が付着していることがあります。

　すべての妊婦は、出産前に妊婦健診にてHBV、HCV、HIVの検査が実施されています。そのため、出産時には感染症の有無が明らかとなっています。しかし、ウインドウ期（感染後に検査が陽性となるまでの期間）には感染していても検査結果が陰性となります。また、検査が陰性であっても、検査後に感染することもあります。そのため、検査結果が陰性であっても、完全に感染が否定されたわけではありません。

❸ 温乳器

　保存してあった母乳や人工乳を新生児に与える場合には、温乳器で温める必要があります。温乳器には湯煎式と乾熱式があります。前者は温水が用いられるので、緑膿菌やセラチア属によって汚染する危険性があります。実際に、これらの病原体によるアウトブレイクの報告もあります。しかし、後者では内部が乾燥しているので、湿気を好む病原体の増殖はありません。

この病原体の動きと感染症に注意しましょう

インフルエンザウイルス（付録 P.124参照）

　産科病棟には新生児の兄弟姉妹が、父親や祖父母とともに面会にくることがあります。小児はインフルエンザに罹患しやすい集団であるため、インフルエンザの流行期には兄弟姉妹がウイルスを病棟に持ち込むことがあります。

　インフルエンザに罹患している人は、咳エチケットをすることによって周囲にウイルスを拡散させない努力が必要です。しかし、面会した兄弟姉妹が幼児である場合、マスクを適切に装着したり、手指衛生が十分にできません。すなわち、咳エチケットの遵守が困難なことが多いのです。従って、小児がインフルエンザに罹患している場合は、成人よりも感染源になりやすいといえます。

ロタウイルス（付録 P.125参照）

　産科病棟では、新生児の兄弟姉妹がロタウイルスを病棟に持ち込むことがあります。このウイルスはドアノブなどの「手指の高頻度接触表面」に付着していて、それに触れることによって手指にウイルスが付着し、その手指を口のなかに入れることによっても感染します。

　ロタウイルスは小児で流行するのですが、日常的に濃厚接触している母親に感染することもよく見られます。

血液媒介病原体（付録 P.128参照）

　分娩時には血液や羊水が周辺に飛散することがあります。そのため、分娩室の床や壁などには血液媒介病原体が付着しています。また、ベッドの手すりなどにも付着している可能性があります。

　産科病棟では悪露を取り扱うことがあります。悪露には血液媒介病原体が含まれている可能性があります。特に、産婦・褥婦がHBVに感染しているときには、悪露などの処理が不適切であると周辺環境にHBVを付着させてしまいます。

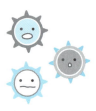

具体的な感染予防はこうします

❶ 病室のドアノブなど（手指の高頻度接触表面）

産科病棟の「手指の高頻度接触表面」（病室のドアノブなど）であっても、ノンクリティカルに分類されるので家庭用洗浄剤を用いた清掃を行います。

ノロウイルスの流行期に、病棟にてノロウイルス胃腸炎の患者が発生した場合には、次亜塩素酸ナトリウム溶液にて消毒します。

❷ 分娩室の分娩台の手すりや床など

分娩後の分娩室には羊水や血液が飛散していることがあります。床などに大量の血液や羊水が零れた場合にはペーパータオルにてふき取ったあとに、5,000ppm 程度の次亜塩素酸ナトリウム溶液にて消毒します。少量の血液や羊水の場合には500ppm 程度で処理します。この他、分娩台の上や手すりなども、血液や羊水が付着していれば同様の対応をします。

❸ 温乳器

温水を用いる温乳器では温水の管理が不適切な場合、湿気を好む病原体である緑膿菌やセラチア属などが増殖してきます。そのため、温水を用いない乾熱式温風循環式の温乳器を利用するようにします。

温乳器に複数の新生児のための母乳が温められているときには、誤って別の母親の母乳を新生児に与えないように注意します。与えてしまった場合には、血液・体液に偶発的に曝露したものと同様に取り扱います。

しかし、HBV ワクチンの導入前でさえも、授乳による HBV 伝播の報告はなかったことから、実際には HBV 感染している母親の母乳を他の新生児に与えても、HBV に感染することは殆どありません。

HCV についても、母乳が HCV を児に伝播させたというエビデンスはありません。それ故、HCV に感染していることが母乳を与えることの禁忌とはなっていません。HCV はヒトの母乳ではなく、血液によって伝播するからです。もちろん、乳首に擦り傷などがあり、血液が付着しているような場合は、傷が治癒するまで授乳は控えます。

HIV に感染している母親からの母乳は、HIV を児に伝播させる可能性があります。そのため、HIV 感染している女性の母乳はすぐに廃棄する必要があります。

Column　妊婦のワクチン接種

不活化ワクチン・トキソイド

　不活化ワクチン（HBVワクチン、インフルエンザワクチンなど）やトキソイド（破傷風など）を妊婦に接種することが危険であるというエビデンスはありません。むしろ、妊婦にはインフルエンザワクチンを是非とも接種する必要があります。妊婦がインフルエンザに罹患した場合、重症化・死亡する可能性が高まるからです。また、胎児の神経は高熱に脆弱なので、妊娠の早期に母体が高熱を出すと、無脳児や神経管閉鎖不全を合併することがあります。妊娠の後期に高熱を出すと、脳性まひや新生児痙攣を呈することがあるのです。さらに、妊娠中にインフルエンザワクチンを接種すれば、母体が産生した抗体が胎盤を通過して胎児に到達し、出生後の新生児がインフルエンザから守られます。新生児は生後6ヵ月間はインフルエンザワクチンが接種できないので、インフルエンザから身を守るためには母親から抗体を受け取るしかないのです。

生ワクチン

　麻疹・ムンプス・風疹・水痘ワクチンには生きたウイルスが含まれているので、妊婦には接種することはできません。また、接種後28日間は妊娠を避けるように助言する必要があります。ただし、生ウイルスワクチンの胎児への危険性は理論上のものであることは知っておく必要があります。妊娠3ヵ月前から3ヵ月後の期間に風疹ワクチンを接種された女性についての研究があるのですが、出産した226人の女性の子どもには先天性風疹症候群はみられなかったことが示されています。すなわち、生ワクチンを接種したからといって妊娠中絶の理由とはならないのです。

同居家族・授乳中の女性

　妊婦の同居家族に風疹ワクチンなどを接種することによって、同居家族から妊婦にワクチンウイルスが伝播するという心配はありません。そのため、同居家族には生ワクチンを接種しても構いません。むしろ、接種を控えることによって、同居家族が風疹や麻疹などに罹患してしまう方が妊婦には有害なのです。

　授乳中の女性に不活化ワクチンや生ワクチンを接種したとしても、乳児には危険性は発生しません。確かに、風疹ワクチンを接種すると、ウイルスが咽頭から分離されるようになるので、授乳しているときに乳児にワクチンウイルスが伝播することがあります。この場合、乳児に軽度の発疹がみられることがありますが、重大な事例は報告されていません。従って、すべてのワクチン（天然痘ワクチンを除く）は授乳中の女性に安全に接種することができると判断してよいのです。

Scene 5　　　　　　　　内視鏡室

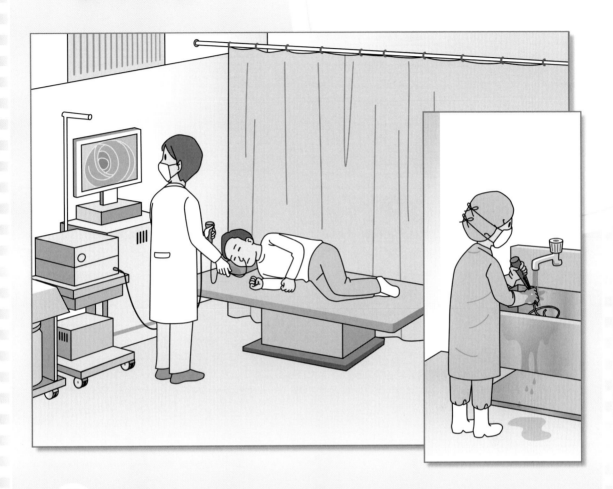

Question
ここは「内視鏡検査室」「内視鏡の洗浄・消毒エリア」です。
どこにどんな病原体がいるのでしょうか？
考えてみましょう。

Hint
　内視鏡室では、消化管出血のある患者の内視鏡検査をすることがあります。結核疑いの患者の気管支鏡検査をすることもあります。手洗い洗浄室ではスタッフが内視鏡を洗浄しています。

第2章 血液が飛散することの多い区域

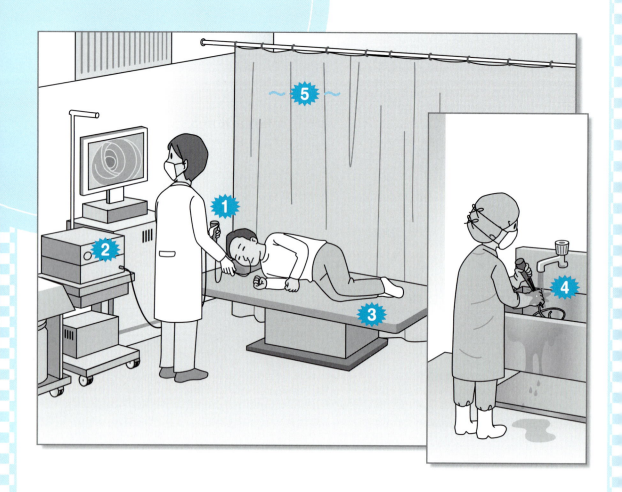

Answer

1. 消化器内視鏡および気管支鏡
2. 機器のスイッチ、ドアノブなど（手指の高頻度接触表面）
3. 検査ベッドの上
4. 内視鏡の手洗い洗浄室
5. 空気

どこのどんな病原体に注意を払うべきでしょうか？

❶ 消化器内視鏡および気管支鏡

　使用済の消化器内視鏡には患者の胃液、胃内容物、糞便のみならず、血液が付着していることがあります。気管支鏡には血液が混じった気道分泌物が付着しています。そのため、これらの機器には血液媒介病原体、患者の消化管・気道内の病原体が付着していると考えるべきです。結核患者に気管支鏡検査が実施されれば、結核菌が付着することになります。

❷ 機器のスイッチ、ドアノブなど（手指の高頻度接触表面）

　内視鏡室では、血液が付着した消化管内容物や気道分泌物が、手指に付着することがあります。そのため、機器のスイッチなどの「手指の高頻度接触表面」には、血液媒介病原体や消化管・気道内の病原体が付着していると考えるべきです。

❸ 検査ベッドの上

　患者の嘔吐や咳嗽によって、胃内容物や気道分泌物が検査ベッドの上に飛散することがあります。また、胃潰瘍や十二指腸潰瘍などの消化管潰瘍、もしくは肺がんなどからの出血によって、血液が周辺に飛び散ることがあります。そのため、検査ベッドは使用済の消化器内視鏡や気管支鏡の表面と同様に、血液媒介病原体や患者の消化管・気道内の病原体が付着しているのです。

❹ 内視鏡の手洗い洗浄室

　使用済の内視鏡は消毒する前に十分に洗浄しなければなりません。ここで大切なことは、徒手によって内視鏡の表面および内腔を、蛋白分解酵素を含んだ洗浄剤で十分に洗浄することです。

　このような洗浄過程において、手洗い洗浄室では血液や分泌物などが混じった洗浄液が飛び散る可能性があります。従って、周囲の環境表面には、血液媒介病原体や患者の消化管・気道内の病原体が付着していると考えるべきです。また、洗浄室の水回りには緑膿菌などの湿気を好む病原体が生息していることもあります。

❺ 空気

　結核患者に気管支鏡検査を実施すると咳が誘発され、結核菌が空気中に浮遊してきます。肺がん疑いにて気管支鏡検査を実施したところ、実は肺結核であったということは十分にありうることです。従って、気管支鏡の検査室の空気は、結核菌が浮遊している可能性を常に疑うことが大切です。

この病原体の動きと感染症に注意しましょう

血液媒介病原体（付録 P.128参照）

消化器内視鏡や気管支鏡は患者の粘膜に直接接触し、器具の上下の動きによって粘膜を損傷することがあります。生検すると粘膜が損傷するので、損傷部分からの血液によって汚染することもあります。もちろん、消化管潰瘍、食道・胃静脈瘤破裂、肺がんや結核の空洞などからの出血もあります。従って、消化器内視鏡や気管支鏡には血液媒介病原体が付着していると考えるべきです。

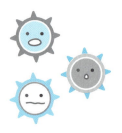

結核菌（付録 P.131参照）

肺結核患者に気管支鏡検査を実施すると、気管支鏡の挿入によって咳を誘発し、結核菌を含んだ飛沫核が空気中に浮遊してきます。また、気管支鏡検査が終了しても患者の咳嗽が続くことがあります。このような状況は、飛沫核が空気中に浮遊する可能性を高めることになります。従って、内視鏡室内のみならず、病室への移動時や病室に戻ったあとも、患者は結核菌を空気中に撒き散らせている可能性があるのです。

緑膿菌（付録 P.130参照）

緑膿菌は消化器内視鏡によるアウトブレイクを引き起こすことがあります。内視鏡関連の感染についてのレビューによると、消化器内視鏡による感染の原因菌として多く見られたのはサルモネラ属と緑膿菌でした。そして、気管支鏡による感染の最も多い原因菌は結核菌、非結核性抗酸菌、緑膿菌でした。感染した場合の臨床症状は、無症状保菌から死亡まで幅広く報告されています。

アウトブレイクの主な理由は、不十分な洗浄、不適切な消毒薬の選択、推奨される洗浄や消毒手順の非遵守、内視鏡デザインや内視鏡自動洗浄装置の欠点などがありました。

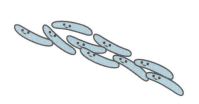
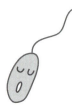

具体的な感染予防はこうします

❶ 消化器内視鏡および気管支鏡

使用済の消化器内視鏡や気管支鏡は激しく病原体に汚染されています。しかし、洗浄によって汚染のレベルを1万分の1～100万分の1まで減少させることができるのです。この洗浄が極めて大切であり、器具が最初に適切に洗浄されない限り、それ以降の消毒や滅菌は不十分なものとなります。

内視鏡の消毒では、漏水テストのあとに表1のステップが実施されます。

表1　内視鏡の消毒ステップ

①洗浄	内視鏡の内表面および外表面を機械的に洗浄する。これにはチャンネル内のブラシや、水と洗浄剤または酵素系洗浄剤を用いたフラッシュが含まれる。
②消毒	内視鏡を高水準消毒薬に浸漬し、吸引/生検チャンネルおよび送気/送水チャンネルなどのすべてのチャンネルに消毒薬を灌流させて、消毒薬を推奨時間曝露させる。
③リンス	内視鏡の内表面・外表面およびすべてのチャンネルを、滅菌水やフィルター水、水道水にてリンスする。
④乾燥	チャンネル内をアルコールにてリンスし、保管前に空気にて強制乾燥する。

このように、内視鏡を洗浄・消毒したあとには、再汚染しないように乾燥状態で器具を保管します。乾燥させることによって、リンスした水に混入しているかもしれない病原体による器具の再汚染を、大きく減らすことができるからです。内視鏡は換気のよいキャビネットに垂直につり下げて保管します。

❷ 機器のスイッチ、ドアノブなど（手指の高頻度接触表面）

内視鏡室のスイッチやドアノブのような「手指の高頻度接触表面」には、血液媒介病原体や腸内細菌が付着しているという前提で、適切に清掃する必要があります。血液が付着していれば、適切に除去してから次亜塩素酸ナトリウム溶液にて消毒します。

❸ 検査ベッドの上

検査ベッドの上は患者の体物質、嘔吐物、血液などが付着しているので、患者の検査が終わるごとにシーツを交換する必要があります。この場合、シーツに付着している病原体が周囲に飛び散らないように、シーツを振ったりしないようにします。

❹ 内視鏡の手洗い洗浄室

　内視鏡の手洗い洗浄室では、患者の血液や腸内細菌などを含んだ洗浄液が周辺に飛び散る可能性があります。そのような飛散から身を守るために、洗浄スタッフはガウンテクニックを用いることが大切です。また、水回りは緑膿菌などの湿気を好む病原体が生息しやすい環境となるので、毎日の業務終了後は十分に洗浄して乾燥するようにします。

❺ 空気

　気管支鏡の検査室では「肺がん疑いの患者が実は肺結核であった」という状況がありうるので、結核対策をしながら検査するのが適切です。すなわち、結核が否定できない患者での気管支鏡検査では、空気予防策を実施することになります。この場合、陰圧環境にて検査を行うとともに、スタッフはN95マスクを装着して検査します。

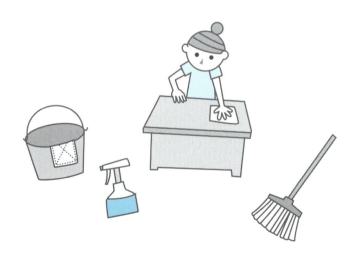

Scene 6

血液・細菌検査室

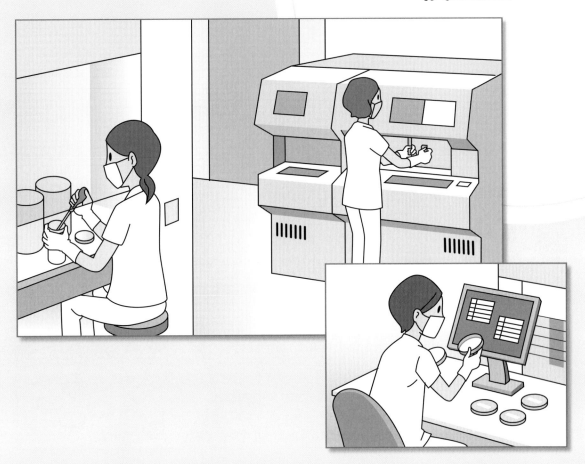

Question

ここは「血液検査室」「細菌検査室」です。
どこにどんな病原体がいるのでしょうか？
考えてみましょう。

Hint

　血液検査室には血液が運び込まれています。細菌検査室では耐性菌や結核菌など、様々な病原体が培養されています。

第2章　血液が飛散することの多い区域

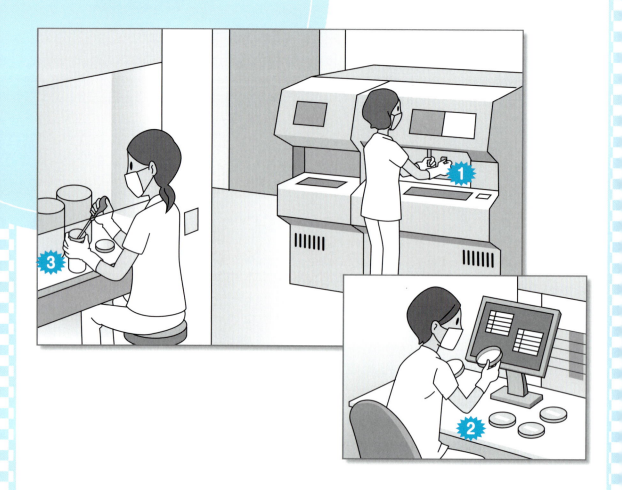

Answer
① 検査機器
② 実験台、事務机
③ 安全キャビネット

どこのどんな病原体に注意を払うべきでしょうか？

❶ 検査機器

　近年の検査技術の向上により、血液検査がオートメーション化してきています。検体を装置の一端に設置すると自動的に検査が実施され、マンパワーを大きく節約しています。それでも、検査技師が検体を処理してから検査装置に乗せなければならないので、ヒトの手は必要です。

　検体を装置に置く際に、検体が零れたり、検体を処理している検査技師の手指に病原体が付着して、そのまま機器のスイッチなどに触れたりすれば、機器の表面に病原体が付着します。そのため、検査室の検査装置の表面、特に、スイッチなどには様々な病原体が付着しているのです。

❷ 実験台、事務机

　検査室の実験台には血液などの検体が置かれています。それらの検体には様々な病原体が生息しています。また、細菌検査室の実験台には細菌が増殖した培地が置かれています。そこには、病院内で検出されたすべての病原体が培養されています。

　検体を取り扱うことのない事務机についても、検査業務のあとに手指衛生が不十分なまま事務的業務を行えば病原体に汚染されます。

❸ 安全キャビネット

　結核菌を取り扱う場合や結核菌が混入している検体を取り扱う場合には、安全キャビネットを用います。安全キャビネットでは空気が検査室外に排気されるので、エアロゾル化した病原体が安全キャビネットから室内に流れ出ないようになっています。しかし、安全キャビネットの内側面には結核菌が付着している可能性があります。

この病原体の動きと感染症に注意しましょう

　細菌検査室には病院内で検出された病原体が集積されます。ここでは数多くの病原体のなかからクロストリジウム・ディフィシル、原虫、血液媒介病原体について解説します。

● クロストリジウム・ディフィシル

　下痢便が検体として検査室に持ち込まれることは日常的なことです。そのなかにはクロストリジウム・ディフィシルが含まれていることがあります。クロストリジウム・ディフィシルは芽胞を形成する偏性嫌気性のグラム陽性桿菌です。腸管上皮細胞のレセプターに結合するトキシンAとトキシンBを放出し、下痢と急性炎症を引き起こす病原体です。

　クロストリジウム・ディフィシルは抗菌薬にて正常細菌叢に変化があったときに、ヒト

の腸管に保菌されます。通常、ヒトの糞便中の総細菌数の90％以上がバクテロイデス属ですが、クロストリジウム・ディフィシルによる下痢や大腸炎の多くで、バクテロイデス属が抗菌薬によって消失しています。

クロストリジウム・ディフィシルに感染した場合の症状は無症状のこともあるし、中毒性巨大結腸症のような重篤な合併症を呈することもあります。無症状であっても、糞便中には病原体が排泄されるので環境を汚染します。

クロストリジウム・ディフィシルが発症するときは、下腹部痛を伴う急性の水様性下痢、微熱、白血球増加が見られます。抗菌薬を開始してから5〜10日間後に発症することが多いのですが、開始当日や抗菌薬終了後10週間遅れて発症することもあります。

偽膜性大腸炎では、倦怠感、下腹部痛、吐き気、食欲不振、水様性下痢（1日5〜15回）が見られます。2〜3％の症例は激症型大腸炎となり、腸管穿孔、イレウス、巨大結腸症を合併し、死亡することもあります。

● **原虫**

原虫は単細胞生物です。ヒトに寄生する原虫には赤痢アメーバ、マラリア原虫、ランブル鞭毛虫、クリプトスポリジウムなどがあります。検査室に糞便、血液、膿瘍といった検体が提出されるので、それらには原虫が混入している可能性があります。

赤痢アメーバはアメーバ赤痢の原因病原体であり、病型は腸アメーバ症と腸外アメーバ症に大別されます。腸アメーバ症は下痢、粘血便、鼓腸、排便時の下腹部痛などの症状を伴う腸管感染症です。腸外アメーバ症は大腸組織から血行性にアメーバが他臓器に転移して膿瘍形成される病変であり、肝膿瘍が最も多く見られます。

マラリア原虫はマラリアの原因病原体です。熱帯熱マラリア原虫、三日熱マラリア原虫、四日熱マラリア原虫、卵形マラリア原虫があります。

熱帯熱マラリア原虫は感染血球を粘稠にし、それらを生命維持に必要な器官、特に脳および心臓の毛細血管中に集結させる傾向が強いので、重篤な状態となります。

三日熱マラリア原虫は最も頻度の高いマラリア原虫です。規則正しい48時間間隔の熱発作を起こすことが特徴です。

四日熱マラリア原虫もまた、規則的な72時間間隔の熱発作が見られます。感染から10年、またはそれ以上経過してから再発することがあります。

卵形マラリア原虫はマラリアでは最も稀です。熱発作は48時間間隔ですが、再発は稀です。

ランブル鞭毛虫は、家畜やヒトを含む多くの哺乳類の小腸に寄生する原虫です。糞口感染し、下痢症であるジアルジア症を引き起こします。

クリプトスポリジウム・パルブムは急性下痢性疾患であるクリプトスポリジウム症の原因病原体です。殆どの症例では自然に治癒しますが、特定の免疫不全患者では重症となり、死亡することもあります。

● 血液媒介病原体（付録 P.128参照）

　血液検査室では血液を頻回に取り扱っています。病院内のすべての病棟や外来から血液検体が搬送されてきます。血性体液が送られてくることもあります。

　血液検体には感染症の有無は明記されていません。それどころか、殆どの血液で感染症の検査が実施されていません。そのため、すべての検体は血液媒介病原体によって汚染されている、という前提で対応すべきです。

　検査室の機器や検査台の表面は、血液媒介病原体によって汚染されている可能性があります。この場合、特に HBV が問題となります。

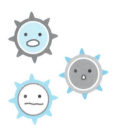

● 具体的な感染予防はこうします

❶　検査機器

　検査装置には血液などの検体が検査のためにセットされます。このとき、検体容器の外側に血液などが付着していることがあります。また、検体を調整しているときに血液が付着している手指が装置のスイッチに触れることによって、そこに血液が付着することもあります。検査装置に血液が付着した場合には迅速に処置します。この場合、ペーパータオルを用いて血液をふき取ってから、次亜塩素酸ナトリウム溶液にて消毒します。次亜塩素酸ナトリウム溶液によって腐食する可能性がある金属部分については、水ぶきしておきます。

❷　実験台、事務机

　実験台の表面は定期的に家庭用洗浄剤を用いて清掃するとともに、必要に応じて次亜塩素酸ナトリウム溶液にて消毒します。もちろん、血液をテーブルに零した場合には、迅速にペーパータオルでふき取ってから次亜塩素酸ナトリウム溶液にて消毒します。また、このような環境表面に触れるときには、手袋を装着することが大切です。

❸　安全キャビネット

　安全キャビネット内では結核菌が取り扱われることがあります。そのため、空気流の管理が極めて大切であり、空気がキャビネット内の排気口に吸い込まれているのを確認します。また、フィルタが定期的に交換されていることも大切です。

第 2 章 血液が飛散することの多い区域

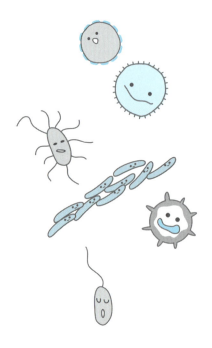

Scene 7

外来の採血室と処置室

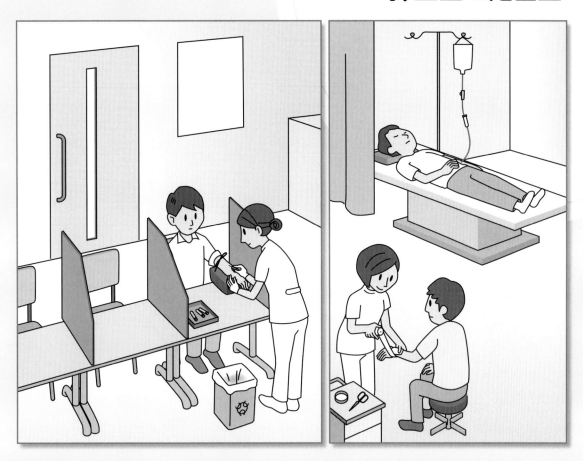

Question

ここは外来の採血室と処置室です。
どこにどんな病原体がいるのでしょうか？
考えてみましょう。

Hint

　採血室には何百人という患者が採血に訪れます。外来処置室では点滴などが実施されたり、抜糸などの小外科的処置が実施されます。

第2章 血液が飛散することの多い区域

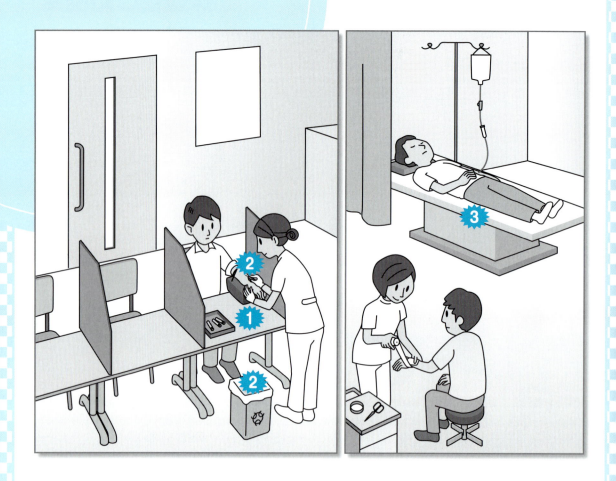

Answer
① 採血室の採血台の周辺環境
② 採血室の鋭利物（採血針など）
③ 外来処置室のベッド

どこのどんな病原体に注意を払うべきでしょうか？

❶ 採血室の採血台の周辺環境

　採血するときには、血液が周辺に付着しないように細心の注意を払います。それでも、目に見えない程度の血液が、採血台の周辺環境や駆血帯などに付着することがあります。この場合、採血時に血液が飛び散って直接周辺環境に付着することもありますが、採血後に抜針したときに血管から滲み出てくる血液が医療従事者の手指に付着し、そのまま周囲の環境に付着させてしまうこともあります。

　従って、採血室の採血台の周辺環境には、血液媒介病原体が付着している可能性が高いといえます。これらの病原体のなかで、特に HBV が問題となります。HBV は目に見えない程度の血液に含まれているウイルス量でも、ヒトの手や指の小さな擦り傷などから体内に侵入し、感染を成立させてしまうからです。

❷ 採血室の鋭利物（採血針など）

　使用済の注射針などの鋭利物には患者の血液が付着しています。患者が血液媒介病原体に感染していれば、そのような鋭利物は病原体の感染経路となりえます。医療従事者が針刺しをすれば、針に付着している病原体に感染してしまうのです。

　採血台の周辺の環境表面では HBV が問題となりますが、注射針などによる針刺しでは HBV のみならず、HCV や HIV についても感染の危険性が発生します。

❸ 外来処置室のベッド

　外来処置室では様々な医療行為がなされています。ここでは脱水患者の補液、外科的処置、倦怠感や発熱などで動けない患者の管理などがなされています。冬季になればインフルエンザやノロウイルス胃腸炎に罹患して、脱水になっている患者の補液がなされることがあります。

　外来処置室のベッドには、患者の嘔吐物などが付着していることがあります。外科的処置によって血液が付着することもあります。それ故、外来処置室のベッドおよびベッドサイドには患者の腸内細菌、インフルエンザウイルス、ノロウイルス、血液媒介病原体などが付着している可能性があるのです。

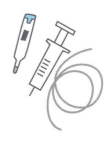

この病原体の動きと感染症に注意しましょう

● インフルエンザウイルス（付録 P.124参照）

外来採血室や外来処置室の患者に、インフルエンザに罹患している人が紛れ込むことがあります。特に採血室では患者から1m以内の距離で採血をするので、患者がインフルエンザに罹患しているとスタッフは濃厚曝露してしまいます。

外来処置室の患者がインフルエンザであれば、点滴開始時の血管穿刺のときには至近距離にて医療行為をするので、やはり曝露の危険性が高くなります。

● ノロウイルス（付録 P.125参照）

ノロウイルス胃腸炎による脱水の患者が、外来処置室にて点滴されることがあります。このとき、急に嘔吐し、周辺に嘔吐物が飛び散ったり、床に嘔吐物が落下して床を汚染することがあります。嘔吐によって、ノロウイルスを含んだ微細な嘔吐物が空気中にエアロゾル化することもあります。そのため、周辺の患者や医療従事者がノロウイルスに曝露することがあります。

● 血液媒介病原体（付録 P.128参照）

毎日、何十〜何百人という患者が外来採血室で採血されています。その殆どが血液媒介病原体の感染の有無が不明です。

採血室では採血針を頻用しています。そのため、針刺しの危険性が常にあるということになります。また、採血時に血液が染み出て、周辺環境に付着する可能性があります。

具体的な感染予防はこうします

① 採血室の採血台の周辺環境

採血室での採血では、すべての患者が血液媒介病原体に感染しているという前提で対応することが大切です。そのため、採血時には手袋を必ず装着します。

医療従事者が手袋を装着することによって、患者が持っている血液媒介病原体から身を守ることができます。もちろん、針刺しを防ぐことはできませんが、針が手袋を貫通するときに手袋によって針の表面に付着している血液の相当部分が除去されます。

医療従事者が同じ手袋で、複数の患者の採血をするのは避けなければなりません。同じ手袋を使用し続けると1人の患者の血液が手袋に付着し、その手袋で次の患者の採血を実施することによって、患者から患者への血液媒介病原体の伝播の危険性が発生するからです。手袋は医療従事者のみならず、患者を感染から守るためにも装着するので、やはり患者ごとに交換する必要があります。

❷　採血室の鋭利物（採血針など）

　採血に使用した採血針などはリキャップせずに、そのまま耐貫通性廃棄物ボックスに廃棄します。

　耐貫通性廃棄物ボックスに入っている鋭利物には、患者の血液が付着しています。この場合、ボックスが鋭利物でいっぱいになるまで廃棄し続けてはいけません。7～8割程度になったら別の廃棄ボックスを用意して、そちらに廃棄することが大切です。ボックスがいっぱいになるまで廃棄していると、廃棄時にボックスから飛び出している鋭利物で針刺しをしてしまうからです。

❸　外来処置室のベッド

　外来処置室のベッドの上やベッドサイドには、血液が飛び散っている可能性があります。もし、血液が付着していたら、ペーパータオルでふき取り、次亜塩素酸ナトリウム溶液にて消毒します。

　ノロウイルス胃腸炎の患者の嘔吐物があれば、同様にペーパータオルにてふき取ったあと、次亜塩素酸ナトリウム溶液にて消毒します。

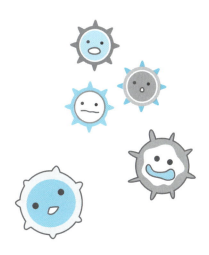

第3章
抵抗力の低下している患者が多い区域

　病院には抵抗力の低下している患者が入院しています。それには抗がん剤治療がなされている患者、同種造血幹細胞移植後の患者、中心静脈カテーテルが挿入されている重症患者などが含まれます。このような患者は、正常免疫の人では何ら病気を引き起こさない病原体によって、感染症を合併することがあります。所謂、日和見感染症です。ここでは抵抗力の低下している患者が多い区域について解説します。

Scene 1　　　　　　　がん病棟

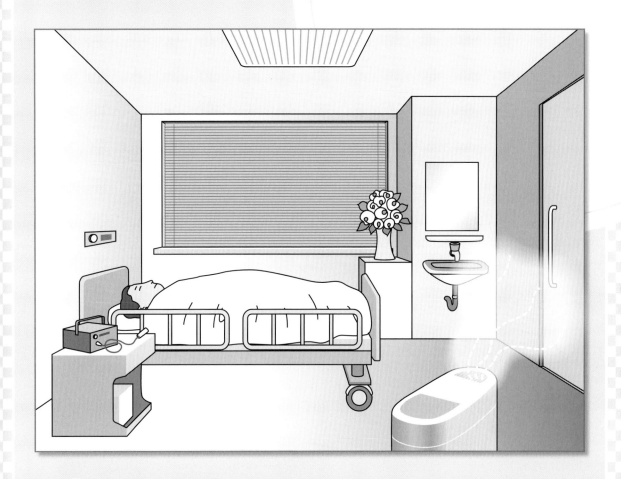

Question
ここはがん病棟です。
どこにどんな病原体がいるのでしょうか？
考えてみましょう。

Hint
　がん病棟には、抗がん剤治療によって抵抗力が低下している患者が多数入院しています。このような患者では日和見病原体が問題となります。

第3章　抵抗力の低下している患者が多い区域

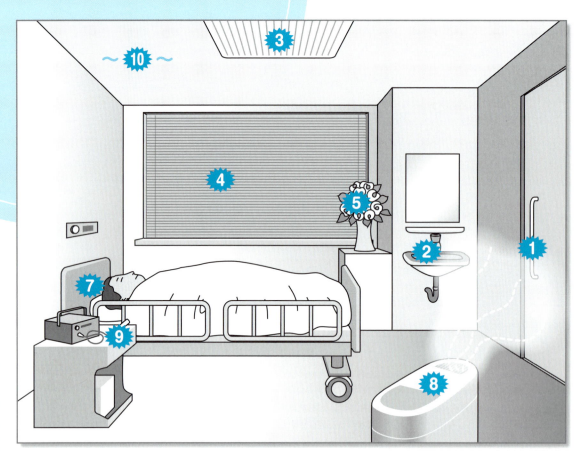

Answer

① ドアノブなど（手指の高頻度接触表面）
② 手洗いシンク
③ 空調機の吹き出し口
④ ブラインド（カーテン）
⑤ 生け花や鉢植え植物
⑥ 製氷機
⑦ 氷嚢
⑧ 加湿器
⑨ 吸入器
⑩ 空気

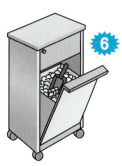

どこのどんな病原体に注意を払うべきでしょうか？

❶　ドアノブなど（手指の高頻度接触表面）

「手指の高頻度接触表面」には、患者の皮膚常在菌（黄色ブドウ球菌やコアグラーゼ陰性ブドウ球菌など）を含めて、様々な病原体が付着しています。がん患者は抵抗力が低下しているので、正常免疫の患者や医療従事者では問題とはならない日和見病原体によって、感染症を発症する危険性があります。

❷　手洗いシンク

病室の入り口には手洗いシンクが設置されています。ここを水分が付着したままにしておくと、緑膿菌などが生息してきます。また、液体石鹸や固形石鹸が不適切に管理されても緑膿菌が増殖します。手洗いシンクのような湿潤環境には緑膿菌のみでなく、セラチア属、真菌なども生息している可能性があります。

❸　空調機の吹き出し口

空調機の吹き出し口にはアスペルギルス属が生息しています。定期的な清掃がなされないと、アスペルギルス胞子が空気流によって空気中に浮遊することになります。

梅雨時になると、吹き出し口からの冷気と室内の湿気によって、吹き出し口周囲に水滴が付着することがあります。このような湿潤状態の環境表面は、アスペルギルス属をはじめ様々な病原体が増殖している可能性があります。

❹　ブラインド（カーテン）

ブラインド（カーテン）はスラットの表面をふき取ることが難しい構造となっています。埃が溜まったままのスラットの表面には、アスペルギルス胞子も多数付着しています。窓を開けたときに空気が外部から室内に流れ込むと、アスペルギルス胞子が室内の空気に浮遊してしまいます。それを抵抗力の低下しているがん患者が吸い込めば、侵襲性肺アスペルギルス症となる可能性があるのです。

❺　生け花や鉢植え植物

鉢植え植物を育てるためには土に水を与えなければなりません。その結果、湿潤環境が作り出されています。従って、鉢植えの土には緑膿菌などの湿気を好む病原体が多数住み着いています。

生け花の表面には緑膿菌やアスペルギルス属が生息しています。そこに触れれば手指に病原体が付着します。

❻　製氷機

　病棟では、発熱患者が使用する氷嚢のための氷や、患者および面会者が飲用水に用いる氷が作られています。しかし、氷は適切に管理されないと緑膿菌などが増殖してくるのです。

　誰も管理していない製氷機には、いつ作られたかわからない氷がいつまでも保存されていることがあります。氷をすくうスコップなどが不適切に用いられると柄の部分が直接氷に接触するので、手指に付着している病原体によって氷が汚染してしまいます。清潔概念が不足している人では、氷の保存庫から素手で氷を掴み出すこともあります。

　従って、製氷機の氷は汚染されていると考えることが適切です。実際、汚染した製氷機からの氷が血流感染、呼吸器および消化器系感染症などを引き起こすことがあります。

　臨床検体や医療薬剤を搬送もしくは保存するために、氷を用いることがあります。この場合、氷に病原体が混入していれば、検体や薬剤が二次的に汚染することがあります。

❼　氷嚢

　病棟では発熱患者に氷嚢を用いることがあります。昔ながらの氷嚢袋に氷を入れて提供することもありますし、氷嚢用の製品を用いることもあります。氷嚢袋に氷を入れて使用する場合、氷自体が緑膿菌などによって汚染している可能性が高いことを認識する必要があります。

❽　加湿器

　冬季になると暖房によって室内が乾燥してきます。その結果、のどの痛みや皮膚の乾燥感への対応のために、病室内に加湿器を持ち込んでくる患者がいます。

　加湿器の水が適切に管理されないとレジオネラ属、緑膿菌、アスペルギルス属などが増殖する可能性があります。加湿器は空気中にエアロゾルを拡散させる装置なので、加熱型でなければ病原体が空気中に舞うことになります。

　正常免疫の人々がレジオネラ属、緑膿菌、アスペルギルス属などを含んだエアロゾルを吸い込んだとしても、問題は殆ど発生しません。しかし、がん患者のような抵抗力の低下している患者が吸い込むと、肺炎などを合併する危険性があるのです。

❾　吸入器

　吸入器は薬液をエアロゾル化するため、これに病原体が混入するとそれもまたエアロゾル化します。特に、緑膿菌は水があるところで繁殖するので、吸入薬を汚染することがあります。また、吸入器の滅菌や消毒が不適切であれば、これらの器具もまた緑膿菌に汚染します。従って、管理が不十分な吸入器と薬液は、緑膿菌の温床になる可能性があるのです。

⑩ 空気

　がん病棟には抵抗力の低下した患者が多数入院しているので、帯状疱疹を合併することがあります。そのような患者の病室には水痘‐帯状疱疹ウイルスが空気中に浮遊しています。これは、水疱のケア時や患者が掻把したりしたときに、ウイルスがエアロゾル化するためです。従って、帯状疱疹の患者が入院している病室の空気には、水痘‐帯状疱疹ウイルスが空気中に浮遊していると考えるべきです。

この病原体の動きと感染症に注意しましょう

● 水痘‐帯状疱疹ウイルス（付録 P.127参照）

　がん病棟には抵抗力の低下している患者が多数入院しているので、ここに水痘患者が入院するようなことは是非とも避けなければなりません。たとえ、空気感染隔離室が設置してあったとしても、そこに入室するまでの患者の移動において、がん病棟の廊下を通過することになるからです。

　抗がん剤治療は抵抗力を低下させるので、がん病棟に入院している患者が帯状疱疹を合併することは多々あります。帯状疱疹の水疱部分を擦ったりすると、水痘‐帯状疱疹ウイルスを含んだエアロゾルが空気中に浮遊するため、空気感染することがあります。大部屋に抗がん剤治療を受けている複数の患者が入室しているときに、そのなかの1人の患者が帯状疱疹を合併した場合には、同室者全員が水痘‐帯状疱疹ウイルスに曝露することになります。そのため、がん病棟では帯状疱疹患者を隔離しておく必要があります。

● 緑膿菌（付録 P.130参照）

　緑膿菌は日和見病原体であり、正常免疫の人には何ら病原性を示しません。しかし、抗がん剤治療によって抵抗力の低下している患者では、肺炎や菌血症などの重篤な感染症を呈することがあります。

　緑膿菌は水があるところにはどこにでも生息します。緑膿菌は湿気を好む細菌であることから、病棟の水回りを濡れたままにしておくことは、緑膿菌に繁殖の場を与えることになります。また、生け花の花瓶や鉢植え植物の土には緑膿菌などの病原体が住み着いています。

　氷嚢に使う氷には緑膿菌が混入している可能性があります。また、温水洗浄便座のノズルは適切に処理しないと、緑膿菌を含む病原体が生息することになります。

　液体石鹸や固形石鹸が適切に管理されないと緑膿菌に繁殖の場を与えます。吸入薬や吸入器の洗浄・消毒が不十分で乾燥が維持されなければ、緑膿菌が増殖して肺炎の原因となります。

● **アスペルギルス属**（付録 P.134参照）

アスペルギルス胞子は直径5μm以下のサイズであり、飛沫核と同程度の大きさです。空気中に浮遊することができ、空気感染様の伝播をします。

空調機やブラインドの埃にはアスペルギルス胞子が付着しており、空気流によって空気中に拡散します。冬季には、加湿器によって湿度を保った空気が、冷えた窓ガラスや壁に当たることによって水滴が付着します。これを濡れたままにしておくと、アスペルギルス属が増殖します。また、生け花や鉢植え植物の表面にもアスペルギルス属が生息しています。

抗がん剤治療を受けている患者は抵抗力が低下しているので、アスペルギルス属に感染すると侵襲性肺アスペルギルス症を合併して、死亡することがあります。

具体的な感染予防はこうします

❶ ドアノブなど（手指の高頻度接触表面）

がん病棟であっても「手指の高頻度接触表面」（ドアノブなど）はノンクリティカルに分類されるので、家庭用洗浄剤を用いて清拭します。抗菌薬が投与されている患者ではクロストリジウム・ディフィシル感染症を呈することがありますが、このような場合には次亜塩素酸ナトリウム溶液で消毒する必要があります。

❷ 手洗いシンク

手洗いすることは大変重要な感染対策であることから、すべての病室には手洗いシンクが設置されていなければなりません。しかし、手洗いシンクが濡れたままになっているとか、スポンジが置いてあって、それが濡れているといった状況は、緑膿菌など様々な病原体が増殖する場所となります。従って、手洗いシンクは常にふき取り、乾燥させておくことが大切です。

液状石鹸をそのまま継ぎ足してゆくとボトル内に水分が溜まり続けることとなり、緑膿菌が繁殖してしまいます。従って、液体石鹸のボトルは使い捨てにするか、再利用するときには水道水で十分に洗浄し、乾燥させておきます。

固形石鹸を用いる場合、石鹸受けが濡れていたりすると、やはり緑膿菌などが増殖してきます。固形石鹸は使用しないようにしますが、どうしても用いる場合には小さく小分けしておき、表面が乾燥するように管理します。石鹸受けも乾燥が必要です。

❸　空調機の吹き出し口

　空調機の吹き出し口は家庭用洗浄剤を用いて定期的に清掃します。梅雨時には吹き出し口近くに水滴が付着していることがあるので、適切にふき取ることが大切です。

　空調機は、業務用エアコンクリーニング専門業者に依頼して、定期的に清掃するのがよいでしょう。そして、空調機内部を清掃したあとの埃が室内で舞っている間は、患者を入室させないようにします。

❹　ブラインド（カーテン）

　ブラインドの埃を除去することは困難であることから、がん病棟には用いないのが適切です。既に、取り付けてある場合には、定期的に清掃する必要があります。この場合、取り付けた状態でふき上げる方法と、取り外して洗浄する方法があります。いずれにしても、家庭用洗浄剤を用いて清掃します。

❺　生け花や鉢植え植物

　生け花や鉢植え植物は、入院期間が長い患者の心を安らげるという効果があります。そのため、がん病棟に持ち込んでも構いません。当然のことながら、一般病棟に生け花や鉢植え植物を持ち込むことは何ら問題ありません。

　一方、同種造血幹細胞移植患者が入室している病棟には、持ち込むことは避けるのが望ましいといえます。同種造血幹細胞移植患者は抵抗力が極端に低下しているため、アスペルギルス属の胞子を吸い込むと侵襲性肺アスペルギルス症を合併する危険性があるからです。

　がん患者には、生け花や鉢植え植物に触れた場合には、手指衛生をするように啓発することが大切です。

❻　製氷機

　がん患者のような抵抗力の低下している人は、製氷機の氷を口にしないように啓発することが大切です。また、患者の食堂や面会室などに製氷機が設置されているならば、適切に管理します。この場合、作製された氷が保存庫に保存されたままになっていて、そこから氷を取り出すというシステムですと、氷が多くの人の手指に曝露することになります。従って、使用する当日に氷を作製するような製氷機がよいでしょう。

　氷を作製する水は適切に管理する必要があります。タンクに水を貯めておく構造の製氷機では、タンク内を定期的に清掃する必要があります。また、製氷機の周囲は乾燥を保つようにしなければなりません。

❼　氷嚢

氷嚢袋に氷を入れるときには、袋の表面が濡れたままにならないようにします。氷嚢袋を入れる布製の袋も濡れた状態にならないようにします。氷嚢用の製品を使用する場合にもやはり、表面に水滴がついているとか濡れているという状況は避けなければなりません。

病棟で緑膿菌などのアウトブレイクが発生した場合には、氷嚢の氷も調査対象にします。

❽　加湿器

がん病棟では、加湿器はできるだけ使用しないようにします。どうしても使用する場合には、加湿器の水は滅菌水にしておき、毎日交換するなど適切に管理します。

❾　吸入器

吸入器は高水準消毒もしくは滅菌する必要があります。また、吸入薬も適切に用意・管理して、病原体で汚染しないようにします。

❿　空気

がん患者が帯状疱疹を合併した場合は個室に移動させます。大部屋で複数の患者が入院しているところに帯状疱疹の患者が入室することは、是非とも避けなければなりません。

帯状疱疹の患者の病室は十分に換気するようにします。

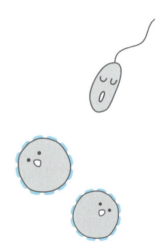

Scene 2　　　　　防護環境（無菌室）

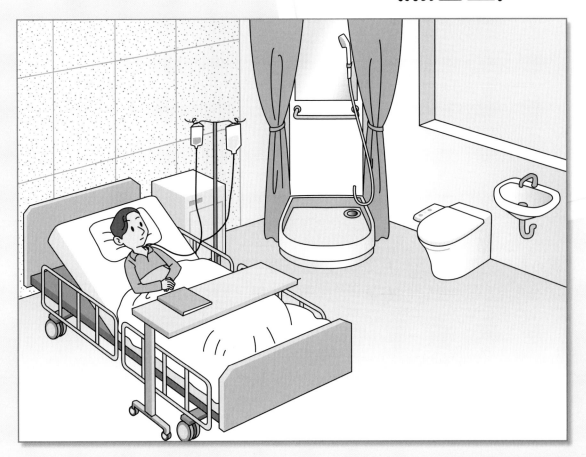

Question
ここは無菌室です。CDC（米国疾病管理予防センター）は防護環境と呼んでいます。
どこにどんな病原体がいるのでしょうか？考えてみましょう。

Hint
　防護環境（無菌室）は、同種造血幹細胞移植患者が抗がん剤治療や全身照射のあとの骨髄抑制期に入室している病室です。患者は抵抗力が極端に低下しており、日和見病原体に対して脆弱な状態となっています。ここにはシャワーやトイレが設置されています。

第3章 抵抗力の低下している患者が多い区域

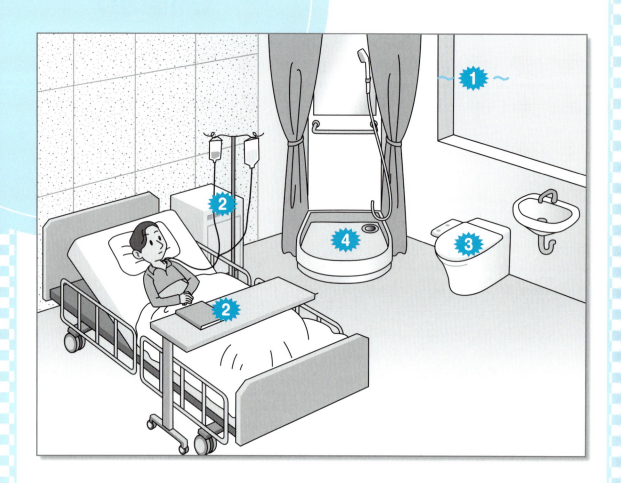

Answer

① 空気
② 床頭台のスイッチなど（手指の高頻度接触表面）
③ トイレ
④ シャワーなどの水回り

どこのどんな病原体に注意を払うべきでしょうか？

❶ 空気

　防護環境の空気には病原体が浮遊していないはずです。これは、HEPA フィルタにて濾過された空気が室内に流入するからです。空気濾過の目的はアスペルギルス属対策です。同種造血幹細胞移植患者がアスペルギルス胞子を吸い込むと、侵襲性肺アスペルギルス症を合併する危険性があるからです。

　アスペルギルス胞子は小さく軽いので、空気中に浮遊することができます。特に、病室の近くで改修工事や道路工事などがなされていると、土埃とともにアスペルギルス胞子が空気中に舞っている可能性があります。従って、病室の陽圧が保たれないと室外からアスペルギルス胞子が流入して、室内の空気が汚染される危険性があります。

❷ 床頭台のスイッチなど（手指の高頻度接触表面）

　防護環境内であっても、床頭台のスイッチなどの「手指の高頻度接触表面」には何らかの病原体が付着していると考えるべきです。防護環境では面会者が極端に制限されているので、一般病棟のようには汚染されていないかもしれません。それでも、患者自身や医療従事者の手指に保菌している病原体は付着しています。

❸ トイレ

　同種造血幹細胞移植患者の基礎疾患は、急性白血病や悪性リンパ腫などの血液疾患が殆どです。そのため、移植までに複数回の化学療法を経験しています。抗菌薬も長期間投与されてきており、緑膿菌などの耐性菌を腸管内に保菌していることがあるのです。また、これまで長期の入院を余儀なくされているため、クロストリジウム・ディフィシルを保菌しているかもしれません。従って、無菌室のトイレは患者の糞便に含まれている耐性菌やクロストリジウム・ディフィシルなどによって、汚染されている可能性があります。

　防護環境のトイレは、一般病棟のトイレのように不特定多数の患者や面会者が利用することはないので、患者自身の病原体によって汚染されているだけです。そのため、トイレを介して他の人が持っている病原体に感染する機会はありません。しかし、温水洗浄便座では、ノズルの先端に緑膿菌が生息していると、荒れた肛門周囲から緑膿菌が体内に入り込む危険性があります。

❹ シャワーなどの水回り

　シャワーによってエアロゾルが周辺に拡散します。シャワー水にレジオネラ属が混入していると、患者がそれを気道に吸い込む危険性があります。一般に無菌室では滅菌水が利用されているので、そのようなことは発生しないはずです。しかし、滅菌水の作製機器の不具合やシャワーヘッドの管理が不適切であれば、レジオネラ症の問題が発生します。

シャワーの周辺環境が濡れたままになっていると、緑膿菌が増殖してきます。液体石鹸やシャンプーの管理が不適切であっても、ボトルの内部に緑膿菌が増殖します。

この病原体の動きと感染症に注意しましょう

レジオネラ属

　レジオネラ属は水があるところに生息できます。無菌室ではシャワーヘッドに住み着くことがあります。日本の無菌室では滅菌水の使用が義務づけられているので、実際にはレジオネラ属が問題となることはありません。しかし、滅菌水やシャワーヘッドの管理が不適切な状況ならば、シャワーが感染源になりえます。

　レジオネラ属に曝露したすべての人がレジオネラ症になるのではなく、抵抗力が低下した人がレジオネラ属を吸い込むことによってレジオネラ症となります。同種造血幹細胞移植患者は厳しい免疫不全であることから、レジオネラ属への曝露によってレジオネラ症を合併する危険性が最も高い集団であるといえます。

　レジオネラ症は肺炎のみではなく、肝臓や腎臓にも影響をおよぼす全身感染症であり、死亡率が高いことが知られています。

緑膿菌（付録 P.130参照）

　温水洗浄便座のノズルの先端、シャワーや手洗いシンクなどの水回り、氷嚢の水などは緑膿菌が好んで住み着く場所といえます。緑膿菌は日和見病原体のなかの1つですが、同種造血幹細胞移植患者のような好中球がほぼゼロの状態になる患者では、重篤な感染症を呈することがあります。多く見られるのは敗血症や肺炎です。

　緑膿菌はもともと耐性菌であり、かつ、耐性を獲得しやすい病原体でもあります。そのため、感受性緑膿菌であっても抗菌薬を投与している間に耐性を獲得することがあるので、注意が必要です。

アスペルギルス属（付録 P.134参照）

　病棟で改修工事などが実施されていると、アスペルギルス胞子が空気中を漂ってきます。抵抗力の低下している患者がアスペルギルス胞子を吸い込むことによって感染し、肺組織に浸潤して侵襲性肺アスペルギルス症を合併することがあります。

　侵襲性肺アスペルギルス症は極めて致死率が高いので、予防することが大切です。特に、同種造血幹細胞移植患者は侵襲性肺アスペルギルス症を発症するハイリスク集団であるため、防護環境に入室させます。

具体的な感染予防はこうします

❶ 空気

病棟の近くで改修工事などが実施されていれば、無菌室の外の空気は土埃や壁埃によって汚染されています。そのため、アスペルギルス胞子が多数浮遊していることになります。そのような汚染空気を室内に流入させないように、防護環境の室内が廊下よりも陽圧になっていることを確認します（表2、図4）。また、防護環境に流入する空気はHEPAフィルタにて濾過されていなければなりません。

防護環境では、掃除によって空気中に埃が舞うことは避けなければなりません。アスペルギルス胞子が空気中に浮遊する状況を作り出すことになるからです。そのため、掃除機は排気しないものを利用するか、HEPAフィルタによって空気が濾過されるものを用います。

表2　防護環境の条件

① HEPAフィルタにて室内に流入する空気を濾過する。
② 室内空気流を一方向性とする。
　（空気は病室の一側で供給され、患者を越えて病室の反対側の排気口から流れ出る。）
③ 病室の気圧を廊下よりも陽圧にする。
④ 病室を十分シールドする。
⑤ 換気回数を1時間当たり12回以上とする。

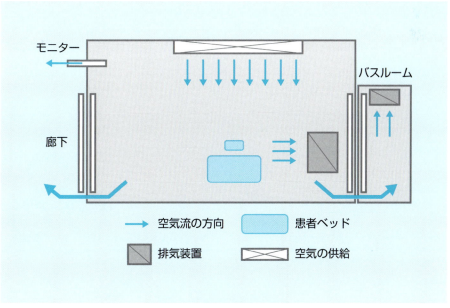

図4　防護環境の空気流
（出典：CDC. Guidelines for environmental infection control in health-care facilities）

❷ 床頭台のスイッチなど（手指の高頻度接触表面）

「手指の高頻度接触表面」はノンクリティカルに分類されるので、防護環境であっても家庭用洗浄剤を用いて清掃するようにします。ただし、クロストリジウム・ディフィシル感染症の場合には、次亜塩素酸ナトリウム溶液にて消毒する必要があります。

❸ トイレ

温水洗浄便座ではノズルの先端の定期的な洗浄が必要です。これは緑膿菌のような湿気を好む病原体が、シャワーによって荒れた肛門周囲に付着するのを防ぐためです。

トイレの便座や壁や手すりなども適切に洗浄します。この場合、家庭用洗浄剤を用いて掃除することになります。

❹ シャワーなどの水回り

防護環境の水は滅菌水が用いられるので、シャワー水には病原体は含まれていません。しかし、シャワーヘッドなどに水が常に付着している状況であれば、レジオネラ属が生息してくる危険性があります。そのため、シャワーヘッドは十分に清掃するようにします。

シャワー区域は、利用後には十分に乾燥させることが大切です。水が溜まっているような状況があると、緑膿菌が増殖してきます。

シャンプーや液体石鹸は適切に管理するようにします。ボトルを詰め替えるときには、内腔を水で洗浄してから乾燥させるようにします。管理が不適切であるとボトルのなかで緑膿菌が増殖してくるので、患者が緑膿菌に曝露してしまいます。

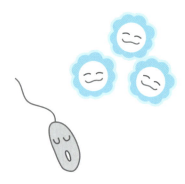

Scene 3　集中治療室（ICU）

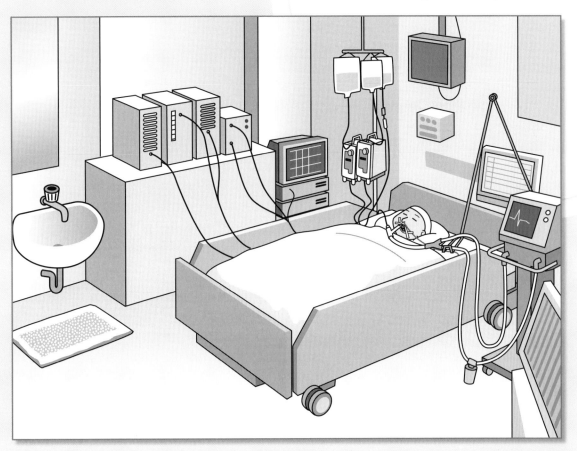

Question
ここは集中治療室（ICU）です。
どこにどんな病原体がいるのでしょうか？
考えてみましょう。

Hint
　集中治療室にいる患者は濃厚な治療が必要なので、医療従事者の手指が高頻度に触れます。また、人工呼吸器や血管内カテーテルが頻回に用いられています。

第3章　抵抗力の低下している患者が多い区域

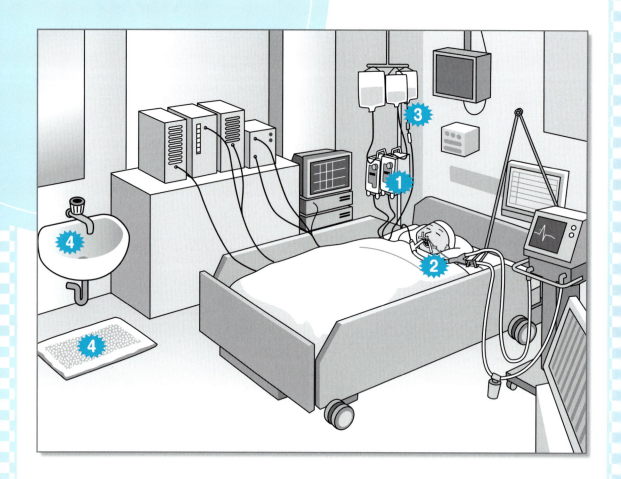

Answer

① 機器のスイッチなど（手指の高頻度接触表面）
② 人工呼吸器
③ 点滴ラインの接合部および血管内カテーテル挿入部
④ 手洗いシンクとマット

どこのどんな病原体に注意を払うべきでしょうか？

❶ 機器のスイッチなど（手指の高頻度接触表面）

　機器のスイッチのような「手指の高頻度接触表面」には、様々な病原体が付着しています。集中治療室の患者は重症なので、患者が機器のスイッチなどの環境表面に直接触れることはありません。しかし、医療従事者の手指は頻回に触れています。

　医療従事者は患者をケアするときに患者の身体および周辺環境に頻繁に触れるので、その手指には患者が持っている病原体が付着しています。その手指で機器のスイッチなどに触れるのですから、集中治療室の「手指の高頻度接触表面」には患者由来の病原体（MRSAなど）が付着しているのです。

　集中治療室では多くの患者に抗菌薬が使用されているので、「抗菌薬による選択圧」（抗菌薬を長期間にわたって使用することによって、抗菌薬に耐性を持つ菌のみが生き残ること）がかかっています。そのため、耐性菌が増殖しやすい環境となっています。

　集中治療室で特に問題となる病原体は、MRSAやアシネトバクター属などの耐性菌です。これらの病原体は乾燥した環境表面でも長期間生息できるからです。集中治療室の「手指の高頻度接触表面」には耐性菌が付着しているという認識が大切です。

❷ 人工呼吸器

　一般に、気道に病原体が入り込んでも、気道途中の繊毛上皮がそれらの病原体を異物として認識し、繊毛活動によって上に送られてゆき喀痰として排出されます。しかし、挿管チューブが挿入されていると、気道途中の繊毛上皮による浄化作用を利用することができないので、病原体は一気に下部気道に到達してしまいます。そのため、人工呼吸器関連肺炎（VAP：Ventilator Associated Pneumonia）を合併しやすくなるのです。

　VAPの原因菌は、人工呼吸開始が96時間以内であれば感受性菌（大腸菌、クレブシェラ属、プロテウス属、肺炎球菌、インフルエンザ桿菌、メチシリン感性黄色ブドウ球菌（MSSA：Metchicillin-Susceptible *Staphylococcus aureus*）など）が多く、96時間以降であれば、耐性菌（緑膿菌、MRSA、アシネトバクター属など）が問題となってきます。

　人工呼吸器を使用していると、呼吸器回路には結露が溜まってきます。これは単なる蒸留水ではなく、患者の気道に生息している様々な細菌が混入しています。

　人工呼吸器には加湿器が使用されることがあり、湿気を好む病原体によって汚染することがあります。この場合、緑膿菌、セラチア属、ステノトロフォモナス・マルトフィリアなどの耐性菌が問題となります。

❸ 点滴ラインの接合部および血管内カテーテル挿入部

集中治療室では点滴ラインの側管から薬剤を注入することが頻回に行われています。このとき、ラインの接合部が汚染していると、そこに付着している病原体が点滴ライン内に入り込みます。また、血管内カテーテル挿入部が汚染していても、挿入部の皮膚部分から病原体が侵入してゆきます。その結果、血管内カテーテル関連感染が引き起こされるのです。

この場合、特に黄色ブドウ球菌（MRSAを含む）、コアグラーゼ陰性ブドウ球菌、緑膿菌が問題となっています。

❹ 手洗いシンクとマット

集中治療室では手指衛生が極めて大切です。殆どの場合、アルコール手指消毒薬にて手指衛生を実施しますが、手指が糞便や蛋白物質などで汚染された場合には、流水と石鹸で手洗いしなければなりません。そのため、手洗いシンクが必ず設置されており、床に零れた水で滑ることがないようにマットが置かれていることがあります。このような手洗いシンクやマットを濡れた状態にて放置していると、緑膿菌などの湿気を好む病原体が生息する場となってしまいます。

この病原体の動きと感染症に注意しましょう

● アシネトバクター属

アシネトバクター属は土壌や河川水などに生息しています。ヒトの皮膚などから検出されることもありますが、健常人において感染症を引き起こすことはありません。この細菌もまた緑膿菌と同様に日和見病原体です。

入院患者においては、喀痰、尿、創傷などから検出されることがありますが、検出されたからといって必ず抗菌薬治療が必要ということはありません。しかし、VAP、血流感染症、創部感染症などを合併した場合には治療が必要となります。特に、集中治療室では、人工呼吸器が汚染することによるアウトブレイクが報告されているので、注意が必要です。

アシネトバクター属は「人工呼吸器のような湿度の高い環境を好む」「乾燥した環境でも数週間以上生存できる」といった特徴を持っているので、ヒトの皮膚や医療機器に付着している菌が医療従事者の手などを通じて、他の患者に伝播してゆくのです。

アシネトバクター属は様々な抗菌薬に耐性ですが、カルバペネム系、アミノグリコシド系、ニューキノロン系の抗菌薬には感受性があります。これらの抗菌薬にも耐性となった場合に「多剤耐性アシネトバクター」といわれます。この耐性菌による感染症の治療は極めて困難です。

集中治療室（ICU）

● MRSA（付録 P.130参照）

MRSA は主に医療従事者の手指を介して、ヒトからヒトに伝播してゆきます。集中治療室では、医療行為のために医療従事者の手指が患者に頻回に触れることから、MRSA が伝播しやすい状況となっています。

集中治療室の患者は脆弱であり、MRSA を保菌すると感染症を発症する危険性があります。この場合、VAP、手術部位感染、血管内カテーテル関連感染などの重篤な感染症となります。ときには死亡することもあります。

● 緑膿菌（付録 P.130参照）

緑膿菌は濡れたところや湿ったところに生息する性質があります。人工呼吸器が装着されている患者では、加湿器の水や結露が呼吸器回路に入り込むため、緑膿菌などによって汚染される危険性が高いのです。

中心静脈カテーテルが挿入されている患者では、緑膿菌によるカテーテル関連血流感染を合併することがあります。

緑膿菌は耐性菌であり、さらに耐性を獲得しやすい細菌です。集中治療室では抗菌薬が頻回に用いられているので、緑膿菌が耐性化しやすい環境といえます。

具体的な感染予防はこうします

❶ 機器のスイッチなど（手指の高頻度接触表面）

機器のスイッチなどの「手指の高頻度接触表面」は、家庭用洗浄剤を用いたふき取りが大切です。もし、多剤耐性緑膿菌、多剤耐性アシネトバクター、バンコマイシン耐性腸球菌のような耐性菌を保菌・発症している患者がいたならば、次亜塩素酸ナトリウム溶液による消毒をする必要があります。

❷ 人工呼吸器

人工呼吸器を取り扱うときの手指衛生は徹底しなければなりません。また、呼吸器回路に溜まっている結露が回路から挿管チューブに入り込まないようにします。結露に触れる可能性があれば手袋を装着します。人工呼吸器の加湿器を可能な限り使用せず、人工鼻を利用し、結露を防ぐことも大切です。

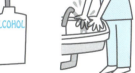

挿管されている患者においては、気管内チューブのカフの周囲の漏れによって、細菌を含んだ分泌物（声門の下かつ気管内チューブのカフの上に溜まっている）が下気道に直接入り込んでしまうことがあります。

そのため、声門下域の分泌物をドレナージ（吸引による除去）できる背面ルーメンを備えた気管内チューブを用いることによって、分泌物を除去します。また、抜管時のカフの空気を抜く前、またはチューブを動かす前には、カフの上の分泌液を取り除くことが大切です。

❸　点滴ラインの接合部および血管内カテーテル挿入部

点滴ラインの側管から薬剤を注入するときには、注射器を結合する前にハブ（コネクター）の部分を適切に消毒します。この場合、軽くふき取るだけでは不十分であり、ゴシゴシとアルコール綿でふき取ることが大切です。

血管内カテーテル挿入部の管理も大切であり、毎日の観察が必要です。もし、発赤が見られたときには、カテーテル抜去などの対応が必要となります。

❹　手洗いシンクとマット

手洗いシンクは洗浄して乾燥させることが大切です。マットも濡れたままに放置をせず、定期的に乾燥したものと交換します。緑膿菌などの湿気を好む細菌の増殖を防ぐためです。

Column　マキシマル・バリアプリコーション

中心静脈カテーテルは末梢静脈カテーテルよりも、カテーテル関連血流感染の危険性が高いことが知られています。それ故、中心静脈カテーテルの挿入や管理には十分な対応が必要であり、挿入時にはマキシマル・バリアプリコーションが必須です。マキシマル・バリアプリコーションでは帽子、マスク、滅菌ガウン、滅菌手袋、大きな滅菌ドレープなどが用いられます。

集中治療室（ICU）

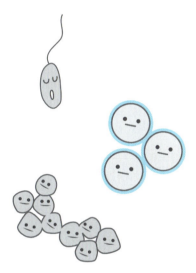

105

第4章
感染症患者の多い区域

　どの病棟にも、何らかの病原体に感染している患者が入院しています。しかし、病棟によっては、他の病棟に比較して感染力の強い病原体に感染している患者が高頻度に入院しているところがあります。小児科病棟にはRSウイルスやロタウイルスなどに感染して、全身状態が悪化した小児が入院しています。空気感染隔離室では結核、水痘、麻疹といった、空気感染する病原体に感染している患者が入院しています。このような病棟や病室では、感染対策を厳重に実施しなければなりません。ここでは小児科病棟と空気感染隔離室について解説します。

Scene 1　　　　小児科病棟

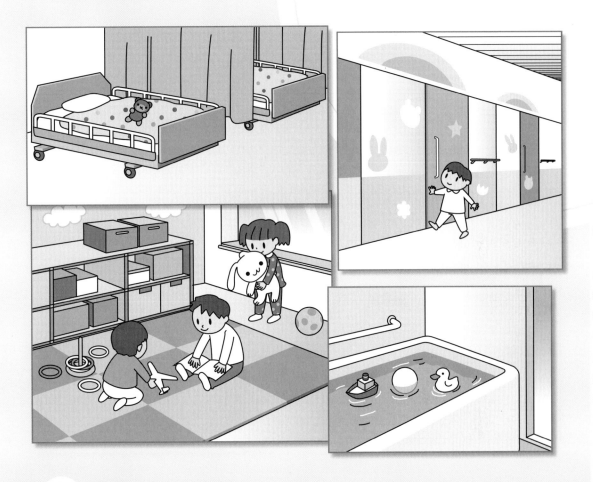

Question
ここは小児科病棟です。
どこにどんな病原体がいるのでしょうか？
考えてみましょう。

Hint
　小児は様々な感染症を経験するので、小児科病棟は感染症の溜り場といえます。小児は手洗いを十分にできないので、「手指の高頻度接触表面」が感染経路になります。小児は成人と異なり、遊戯する環境が必要です。

第4章 感染症患者の多い区域

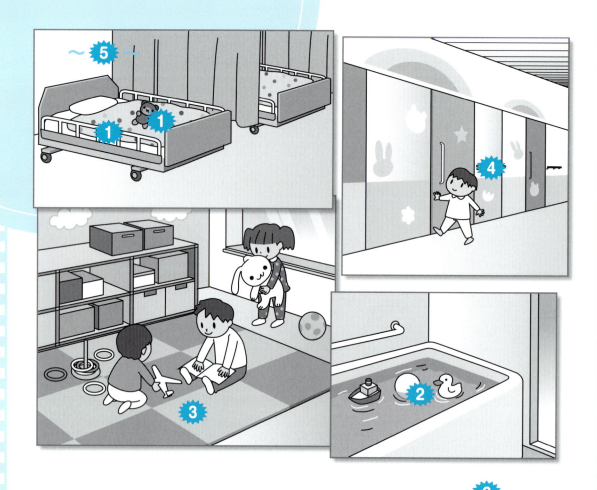

Answer
① ベビーベッドの柵やベッド上の玩具(患者の周辺環境)
② 浴室の玩具
③ プレイルーム
④ 廊下の手すり(手指の高頻度接触表面)
⑤ 空気
⑥ 吸入器

どこのどんな病原体に注意を払うべきでしょうか？

❶ ベビーベッドの柵やベッド上の玩具（患者の周辺環境）

ベビーベッドの柵やベッド上の玩具は患者の周辺環境です。小児科病棟に入院している小児の多くが、RSウイルスやロタウイルスなどの感染症に罹患して、入院を余儀なくされています。従って、感染症によって入院している小児の周辺環境には、その小児の持っている病原体が付着しています。

患者の周辺環境には、気道分泌物や鼻汁に含まれている病原体（RSウイルス、肺炎球菌など）が付着しています。また、下痢・嘔吐をしている場合には、ノロウイルスやロタウイルスなどの腸管感染症ウイルスが付着しているかもしれません。腸管出血性大腸菌O157やサルモネラ感染症によって入院しているならば、それらも付着している可能性があります。

❷ 浴室の玩具

小児科病棟の浴室やシャワー室には、小児が遊べるように玩具がおいてあることがあります。プラスチック製玩具では内部と外部をつなぐ空気穴が開いていることが多く、そのようなところから風呂水やシャワー水が玩具のなかに入り込んでいます。

玩具内部の水は長期間そこにとどまり、乾燥させることが難しいため、緑膿菌などが増殖しています。正常免疫の小児では問題となりませんが、抗がん剤治療や基礎疾患によって抵抗力が低下している小児では、緑膿菌により感染症を合併する危険性があります。

❸ プレイルーム

小児はプレイルームの玩具を口にくわえることがあります。そのため、玩具には口腔内の病原体が付着しています。また、鼻汁などに触れた指が玩具に触れることもあるので、鼻腔内の病原体も付着します。すなわち、肺炎球菌、RSウイルス、ライノウイルスなど呼吸器系病原体が付着していると考えるのが適切です。また、ロタウイルスやノロウイルス感染症の流行期では小児がオムツ内に指を入れて、そのまま玩具に触ることがあるので、これらの病原体も付着していることがあります。

プレイルームの床には小児が直接座り込むことがあります。オムツをしていても、その周囲から漏れることもあるので、糞便が付着している可能性があります。ロタウイルスやノロウイルスによる胃腸炎の小児では下痢・嘔吐をすることがあるので、これらの病原体が床に付着していることもあります。

❹ 廊下の手すり（手指の高頻度接触表面）

　小児科病棟の廊下の手すりも一般病棟と同様に「手指の高頻度接触表面」であることから、様々な病原体が付着しています。小児科病棟の廊下では幼児も歩くのですが、手すりの高さに手が届かないことがあります。この場合、幼児は手すりの下の壁に触れることがあります。そのため、手すりおよびその下の壁部分には、病原体が付着している可能性があります。

　小児科病棟の「手指の高頻度接触表面」に付着している可能性のある病原体には、小児科病棟で問題となる病原体すべてが含まれ、肺炎球菌、RSウイルス、ライノウイルス、ロタウイルス、ノロウイルスなどが特に問題になります。

❺ 空気

　インフルエンザの流行期にはインフルエンザにて脱水になった小児、インフルエンザ脳症疑いの小児などが入院してきます。また、インフルエンザ迅速検査は陰性であるけれども、発熱などの臨床症状からインフルエンザが強く疑われる小児も入院することがあります。さらに、幼児の保護者が同伴していたりすることがありますが、そのような成人も同伴中にインフルエンザを発症することがあります。また、インフルエンザを発症しているにもかかわらず、面会にきてしまう成人や小児もいます。インフルエンザウイルスは飛沫感染にてヒトからヒトに伝播しますが、換気が悪いと空気感染することがあります。

　小児科病棟には、稀に水痘や麻疹といった空気感染する病原体に感染した小児が入院することがあります。このような場合には、病棟の空気がこれらのウイルスに汚染することがあります。

　肺結核の小児が入院することはごく稀です。基本的には小児の肺結核では、空気が結核菌に汚染されることはありません。その理由には「成人に比較して湿性喀痰を出すことが少ない」「結核菌を飛沫核にて浮遊させる力がない」「肺病変として空洞を作ることが少ない（空洞があると多数の結核菌が存在できる）」「塗抹検査が陰性であることが多い」「咳が殆どないか全く見られない」などがあります。

❻ 吸入器

　吸入器は気管支拡張剤などの薬液をエアロゾル化する機器です。そのため、吸入器のなかは湿潤環境となっています。患者の使用後には十分に洗浄して乾燥させることが適切ですが、これが不十分の場合には緑膿菌などが増殖してくる危険性があります。

　吸入器には滅菌もしくは高水準消毒が必要ですが、それらが適切に実施されていないと患者から患者への病原体の伝播が発生し、機器の特殊性から肺炎を引き起こす可能性があるのです。

　インフルエンザウイルスは基本的に飛沫感染するのですが、吸入治療をインフルエンザ患者に実施してしまうとエアロゾルが産生され、空気中にウイルスが浮遊してしまう可能性があります。

この病原体の動きと感染症に注意しましょう

● RSウイルス

　冬季になると幼児の間でRSウイルス（Respiratory Syncytial Virus）が流行しますが、このウイルスは感染力が極めて強いことで知られています。RSウイルス気管支炎は、生後1歳未満の幼児が入院する主な原因となっています。RSウイルスに感染しても免疫が得られないので、ヒトは一生涯感染を繰り返すことになります。

　RSウイルス感染症の最も多い症状は軽度〜中等度の上気道疾患ですが、幼児、心臓・肺・免疫系に障害のある人々では肺炎や気管支炎になることがあります。

　感染から発症までの潜伏期は3〜5日間程度です。発症すると7〜10日間はウイルスを排出しますが、幼児や抵抗力の低下している人では長期（3〜4週間）にわたりウイルスを排出することがあります。

　RSウイルス感染症の臨床症状は、他のウイルス性気道感染と区別ができません。しかし、RSウイルスが市中で流行しているならば、幼児の肺炎や気管支炎はRSウイルスによって引き起こされていると判断しても構いません。

　新生児の場合、RSウイルスに感染しても呼吸器症状を余り呈さず、食欲低下、不機嫌、無呼吸・徐脈・呼吸困難といった非特異的な症状を呈するので、RSウイルス感染症を疑うことができないことがあります。

　RSウイルスは飛沫感染および接触感染します。感染者と濃厚接触することによって伝播しますが、これはウイルスが手指に付着し、それから結膜や呼吸器の粘膜に移動するという自家接種によることが最も多いことが知られています。また、感染者の咳またはくしゃみからの飛沫によっても直接伝播してゆきます。

　RSウイルスは環境に最大6時間生存し続けることができるので、プレイルームなどの玩具や病室のドアノブにもウイルスが付着しています。このような媒介物を介してもヒトからヒトに伝播します。

　RSウイルスの流行期には、RSウイルスに感染した幼児、医療従事者、面会者がウイルスを病院に持ち込んできます。このなかでは、幼児が最大の感染源となっています。幼児は高濃度のウイルスを長期間排出し、世話をする人が濃厚接触するので、気道分泌物でヒトや環境を汚染してしまうからです。

　RSウイルスに感染した医療従事者や面会者が、病院にRSウイルスを持ち込むことがあります。すなわち、RSウイルスの流行期は、複数の感染源がウイルスを施設に持ち込んでいると考えるべきです。

　感染対策としては標準予防策に加えて、接触予防策、感染者のコホートなどが推奨されます。また、先天的心臓疾患・慢性肺疾患・免疫不全のある児や低出生体重児などは感染すると重篤な状況となるので、抗RSウイルスヒト化モノクローナル抗体であるパリビズマブの投与による予防を考慮します。

● 肺炎球菌

　肺炎球菌はグラム陽性球菌であり、90以上の血清型が確認されています。健常人であっても40～50％の人々が肺炎球菌を保菌していることから、肺炎球菌は常在菌と考えて構いません。一度に複数の血清型を保菌することもあります。

　感染症としては肺炎、菌血症、急性中耳炎、髄膜炎、急性鼻副鼻腔炎、腹膜炎、関節炎などがあります。肺炎球菌による肺炎は、保菌者が持っている菌とは異なる血清型の菌を獲得することによって、発症することが多いことが知られています。肺炎球菌ワクチンが頻用されるようになってからは、侵襲性肺炎球菌感染は減少しています。

● ロタウイルス（付録 P.125参照）

　ロタウイルスは生後6ヵ月～2歳の幼児において重症下痢を引き起こします。重症脱水や痙攣を呈して入院が必要なこともあります。

　成人もロタウイルスに感染することがあるので、小児のオムツを交換する医療従事者や家族が手洗いしないと感染します。成人での臨床症状も頻回の下痢ですが、軽症です。

　ロタウイルスの主な伝播様式は糞口感染です。汚染した表面に手指が触れてウイルスを付着させ、そののちに手指が口に接触して伝播することもあります。

　ロタウイルス胃腸炎の小児の30～50％が呼吸器症状を呈します。しかし、呼吸器ウイルスと腸管ウイルスの両者を同時合併している小児も多いので、小児に咳と下痢が見られた場合の鑑別は困難です。

● ノロウイルス（付録 P.125参照）

　ノロウイルス胃腸炎の症状は1～2日間で自然に消失しますが、幼児では症状が4～6日間続くこともあります。

　幼児は手指衛生の徹底が困難であり、また、容易に手指を口に運んでしまいます。そのため、ノロウイルスに罹患しやすい集団といえます。小児科病棟ではオムツをしている幼児が多く入院していますが、オムツを交換する医療従事者や保護者が手指をノロウイルスで汚染させることもあります。

　幼児は様々な理由によって下痢や軟便を呈することがあります。そのため、下痢の有無から、ノロウイルス胃腸炎をロタウイルスなど他の病原体による下痢と鑑別することは困難です。

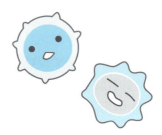

● インフルエンザウイルス（付録 P.124参照）

　幼児、免疫不全の小児、重症な心臓疾患や肺疾患のある小児は、インフルエンザに罹患すると肺炎を合併することがあります。脳炎が見られることもごく稀にあります。

　一般に、インフルエンザ患者の感染性期間（他の人に病原体を感染させることができる期間）は、成人では発症の1日前から発症後約5日間です。しかし、小児では発症後10日間以上も感染性を示すことがあります。

　インフルエンザは飛沫感染が主な感染経路ですが、環境表面に付着しているインフルエンザウイルスを手指に付着させて、そのまま鼻腔などの粘膜に触れることによって感染することもあります。幼児は手指衛生が不十分になることが多いので、この感染経路も考慮しなければなりません。

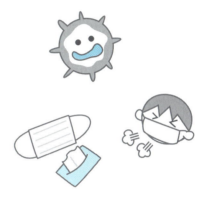

● 緑膿菌（付録 P.130参照）

　緑膿菌は日和見病原体です。この細菌は正常免疫の小児が曝露したとしても、感染症を発症しません。しかし、抗がん剤治療などにて抵抗力の低下している小児では、敗血症や肺炎を合併する可能性があります。

　緑膿菌は湿潤環境で生息しています。従って、浴室やシャワー室の小児用玩具の内部などに水が貯留していると、緑膿菌が繁殖している可能性があります。

● 水痘 - 帯状疱疹ウイルス（付録 P.127参照）

　水痘は成人では発疹出現の1〜2日前に発熱と全身倦怠感が見られますが、小児では発疹が初発症状であることが一般的です。

　水痘は発症の2日前から感染力を持つので注意が必要です。例えば、水痘に罹患した小児が入院した場合、同胞も同じ曝露源から感染していることがあります。水痘の潜伏期は約14〜16日間ですが、最初に発症した小児が入院し、同胞が発症直前であれば（何ら症状がなくても）感染性があるのです。そのような小児が保護者に同伴ということで病棟の廊下や待合室に滞在すれば、水痘のアウトブレイクを引き起こす可能性があるのです。

麻疹ウイルス（付録 P.126参照）

麻疹ウイルスは空気感染し、極めて感染力の強い病原体です。発症直後は発熱、鼻汁、咳、眼の充血や流涙といった症状を呈し、麻疹と認識できないことがあります。このような小児が入院するとアウトブレイクの原因となります。

地域で麻疹の流行が見られている場合、面会者や保護者などの成人が麻疹に罹患して、ウイルスを病棟に持ち込むことがあります。

栄養状態の悪い小児に感染すると、重篤な合併症（失明、脳炎、重症下痢と脱水、肺炎など）を呈することがあります。このようなことは開発途上国でよく見られます。

Column　基礎再生産率

基礎再生産率（Basic Reproductive Rate：R_0［アール・ノート］）が感染症の感染力の物差しの1つとして利用されることがあります。これは「1人の感染者が、誰もその感染症に対する免疫を持たない集団に加わったとき、平均して何人に直接感染させるかという人数」と理解するとよいでしょう。ただし、同じウイルスであっても R_0 は同じではなく、時期や地域によって変化してゆきます。

R_0 が1以上のときは感染が広がり、1未満になると流行が終わります。そのため、「$R_0 < 1$」となるように、ヒトの動きを制限して感染者との接触を減らしたり、ワクチンで免疫を持つ人を増やしたりします。麻疹や水痘などのように R_0 が10を超える感染症では、人口の90％以上の人々にワクチンを接種して免疫化をしないと根絶できません。

下記に主な病原体の R_0 を示します。

インフルエンザ（1.71〜2.0）
麻疹（12〜18）
風疹（6〜21）
百日咳（12〜17）
水痘（10〜12）

具体的な感染予防はこうします

❶ ベビーベッドの柵やベッド上の玩具（患者の周辺環境）

　ベビーベッドの柵やベッド上の玩具といった患者の周辺環境には、患者の鼻汁、唾液、嘔吐物、下痢便などに含まれる病原体が付着している可能性があります。

　患者の周辺が嘔吐物や下痢便などで肉眼的に汚れたときには、迅速に処置します。この場合、家庭用洗浄剤を用いて対応することで十分ですが、ノロウイルスのような感染力の強い病原体であったり、多剤耐性緑膿菌などの耐性菌の場合には、次亜塩素酸ナトリウム溶液にて消毒します。

❷ 浴室の玩具

　浴室やシャワー室には玩具をおかないことが大切です。このような器具の内部には水が溜まっており、緑膿菌などに繁殖の場を与えるからです。小児科病棟では入院中の小児に楽しみを与えるために、玩具がどうしても必要な場合もあるかもしれません。そのような場合には水が内部に溜まらない玩具を利用します。また、玩具はよく乾かすようにします。小児では玩具を口にくわえることがあるので、十分な対応が必要です。

❸ プレイルーム

　プレイルームは多くの小児が遊ぶところです。発熱や下痢といった症状が明確な小児については、プレイルームで遊ぶことは避けるのが望ましいのですが、少し下痢気味や微熱気味といった程度ですとプレイルームにきてしまうことがあります。そのような小児が感染症に罹患していれば、プレイルームの玩具を病原体で汚染させることになります。

　従って、玩具は洗浄しやすいものを用いることが大切です。使用後の玩具は十分にふき取る必要があります。プレイルームの床材については、汚染したと思われたときに洗浄・交換できるもの（ジョイント式のフロアマットなど）を用いることが大切です。

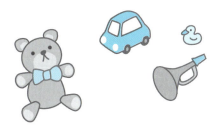

❹ 廊下の手すり（手指の高頻度接触表面）

廊下の手すりやドアノブなどの「手指の高頻度接触表面」は、定期的に洗浄剤で洗浄することが大切です。この場合、家庭用洗浄剤で十分です。「手指の高頻度接触表面」はノンクリティカルに分類されるからです。

ロタウイルスやノロウイルスの流行期には、トイレを中心に清掃を強化することが大切です。トイレの清掃というのは便器の周囲のみではなく、ドアノブや手指を乾かすための温風乾燥機の手指が触れやすい部分も含まれます。トイレ内の手すりにも病原体が付着していることがあるので、そのようなところについてもふき取りが必要です。

❺ 空気

麻疹や水痘は空気感染する感染症なので、これらに罹患した小児が入院している病室の空気には、麻疹ウイルスや水痘-帯状疱疹ウイルスが浮遊しています。そのため、病室を換気するとともに、患者を迅速に空気感染隔離室に移動させます。

インフルエンザの流行期にも換気を十分にするようにします。

❻ 吸入器

吸入器はガラス製もしくはプラスチック製のものであり、再利用することがあります。滅菌・消毒が不十分ですと、吸入器の内部が病原体によって汚染してしまいます。また、乾燥が不十分で内部に水滴が付着していたりすると、緑膿菌などが生息することになります。そのため、再利用するときには十分に洗浄して、滅菌もしくは高水準消毒をする必要があります。そのあと、十分に乾燥して保管します。

Scene 2

空気感染隔離室

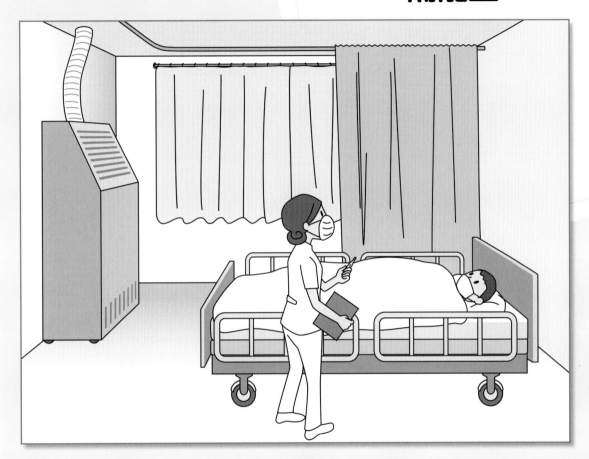

Question
ここは空気感染隔離室です。
どこにどんな病原体がいるのでしょうか？
考えてみましょう。

Hint
　肺結核患者、もしくは肺結核疑い患者が入院する病室です。麻疹や水痘のような、空気感染する感染症に罹患している患者が入院することもあります。

第4章 感染症患者の多い区域

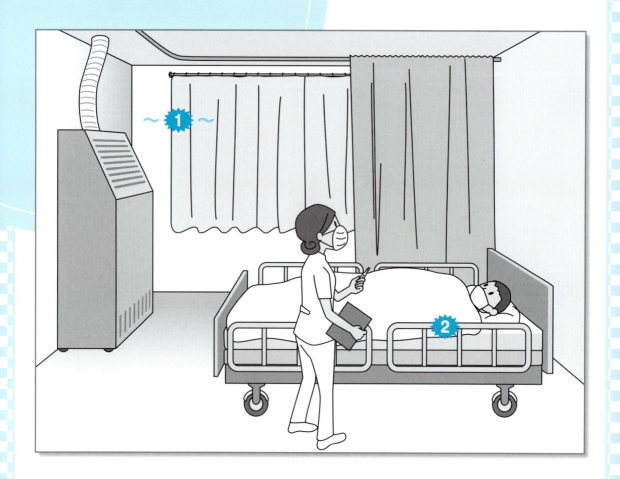

Answer
① 空気
② ドアノブやベッド柵など（手指の高頻度接触表面）

どこのどんな病原体に注意を払うべきでしょうか？

❶ 空気

　結核菌はヒトのくしゃみや咳によって生み出される飛沫核に乗って、長距離を浮遊することができる空気感染する病原体です。そのため、結核患者の病室の空気中には結核菌が浮遊していると考えるのが適切です。水痘 - 帯状疱疹ウイルスや麻疹ウイルスも同様に空気感染するので、水痘や麻疹の患者が入室している場合も、病室の空気にはこれらのウイルスが浮遊している可能性があります。

❷ ドアノブやベッド柵など（手指の高頻度接触表面）

　ドアノブなどの「手指の高頻度接触表面」には、常に何らかの病原体が付着していると考えるべきです（これは空気感染隔離室に限ったことではありません）。例えば、結核患者が咳をするときに患者が素手で口を覆い、手指に結核菌が付着したとします。その手指でドアノブなどに触れれば結核菌がそこに付着します。しかし、結核菌については「手指の高頻度接触表面」が感染源になることはありません。結核菌は空気感染しかできないからです。医療従事者や面会者が病室のドアノブなどに触れて、自分の手指に結核菌が付着し、そのような手指で自分の眼や口の粘膜に触れても、結核菌には感染しないのです。

　水痘の場合には水疱内にウイルスが含まれているので、水痘患者の手指に付着したウイルスが病室のドアノブなどに付着する可能性があります。このような環境表面に医療従事者や面会者の手指が触れれば、そこにウイルスが付着します。そのようなウイルスが付着した手指で自分の結膜や鼻粘膜に触れれば、感染してしまうのです。麻疹も同様です。

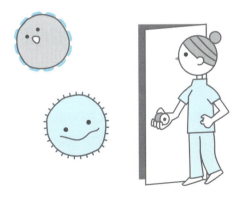

Column　飛沫感染と空気感染

「飛沫感染」と「空気感染」を混乱しないようにします。

「飛沫感染」では咳、くしゃみ、会話、気管支鏡手技などによって産生された（病原体を含む）飛沫が短距離を飛んで、周囲の人の結膜、鼻粘膜、口腔に付着することによって感染します。

「飛沫」は伝統的に5μmを超えるサイズとして定義されており、水分を含んでいるので重く、空中に浮遊し続けません。従って、長距離を飛行することはないのです。飛沫感染する感染症には、百日咳、風疹、ムンプス、インフルエンザなどがあります。

「空気感染」では病原体が飛沫核に乗って長距離の空間を移動します。感染者が咳やくしゃみをしたときに、口や鼻から病原体を含んだ飛沫が飛び出しますが、これが空気中を飛んでいるときに水分が蒸発し、5μm以下の飛沫核となって浮遊します。飛沫核は空気中に長時間浮遊でき、空気流に乗って室内またはそれを越えて、隣接空間に運ばれます。空気感染する感染症には麻疹、水痘、結核があります。

「飛沫感染する病原体（百日咳菌など）を含んでいる飛沫が、空気中を飛んでいる間に水分が蒸発し、飛沫核になって軽量化すれば空気感染できるのではないか？」という疑問を持つことがあります。病原体が空気感染するためには、空気中を長距離移動している間も、その感染力を維持しなければなりません。維持できなければ空気感染はできないのです。そのような感染力を維持できる病原体が、麻疹ウイルス、水痘ウイルス、結核菌なのです。

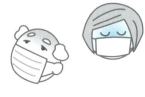

この病原体の動きと感染症に注意しましょう

麻疹ウイルス（付録P.126参照）

麻疹ウイルスは水痘-帯状疱疹ウイルスや結核菌と同様に空気感染します。そのため、患者は空気感染隔離室に隔離しなければなりません。

麻疹ウイルスは極めて感染力が強いので、外来から空気感染隔離室への患者の移動については、十分に検討する必要があります。例えば、移動時に一般患者と同じエレベータを利用すると、エレベータ内での感染の危険性があるのです。廊下ですれ違う程度の接触でも感染するかもしれません。

● 水痘 - 帯状疱疹ウイルス（付録 P.127参照）

　水痘 - 帯状疱疹ウイルスは空気感染するので、患者は空気感染隔離室に隔離します。水痘は空気感染に加えて接触感染もするため、「手指の高頻度接触表面」に付着しているウイルスにも対応する必要があります。ドアノブに水痘 - 帯状疱疹ウイルスが付着していれば、感染源になりうるのです。

　水痘は感染力が強いので、水痘患者が空気感染隔離室に入院する場合には、外来から病室までの動線において他の患者と接触しないようにします。

　水痘の患者はすべての病変が痂皮化したときに感染性がなくなりますが、水痘の潜伏期に抗がん剤治療を受けた人で見られることのある進行性水痘では、感染性が長期間続きます。

　帯状疱疹は高齢、抗がん剤治療といった要因のある人で発症するため、病院全体では複数の患者が発症することがあります。帯状疱疹の患者も空気感染隔離室に入室させるのが適切ですが、殆どの病院では十分な数の空気感染隔離室が設置されていません。そのため、胸部や腹部の帯状疱疹のようにガーゼで水疱部分を覆い、その上から衣類を着ることができる場合には大部屋に入室させ、顔面や手指といったガーゼで覆いきれないところの帯状疱疹では、空気感染隔離室もしくは個室に入室させることになります。

● 結核菌（付録 P.131参照）

　結核菌は空気感染しますが、飛沫感染はしません。また、接触感染もしません。そのため、空気感染隔離室の結核対策としては、空気流と空気の濾過を徹底することが大切です。

　結核患者には「感染性のある結核患者」と「感染性のない結核患者」がいます。リンパ節結核や腸管結核などの肺外結核患者には感染性はないので、空気感染隔離室に入室させる必要はありません。肺結核または喉頭結核患者は空気中に結核菌を浮遊させることができるので、空気感染隔離室にて隔離する必要があります。

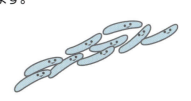

◉ 具体的な感染予防はこうします

❶ 空気

　空気感染隔離室の空気が室外に流れ出ないように、表3、図5のように対応しなければなりません。

表3 空気感染隔離室における感染対策

- 病室内を陰圧とします（空気流はドアの下の隙間から病室に流れ込む）。
- 患者が入室している間はスモークチューブ（煙に似た化学的エアロゾルを作り出す器具）などで、毎日陰圧であることを確認します。
- 1時間に6〜12回の換気をします。
- 空気は病室から建物の外部に直接排気するか、病室に戻る前にHEPAフィルタで濾過してから再循環します。
- バスとトイレを設置します。
- 入室する医療従事者はN95マスクを装着します。この場合、N95マスクは必ずフィットテストをして、合格したものでなければなりません。すなわち、空気感染隔離室に入室するならば、フィットテストにてどのN95マスクが自分に適しているのかを、あらかじめ知っておくことが大切です。そして、毎回の入室前にはシールチェックをして入室します。
- 患者についても咳エチケットを遵守してもらいます。すなわち、医療従事者が病室に入室しているときに咳などをする場合には、サージカルマスクを装着して口と鼻を覆い、飛沫核が拡散しないようにします。
- 患者は空気感染隔離室の外には出ないようにしますが、検査などでどうしても出ざるをえない場合には、病室外ではサージカルマスクを装着します。
- 空気感染隔離室では、結核（疑い）の患者が入院していることを医療従事者が知っているので、無防備曝露すること（マスクなどの個人防護具を装着せず、患者に濃厚接触すること）は殆どありません。また、抗結核薬による治療が実施されていれば感染力は消失してゆきます。そのため、一般病棟で肺炎と思われていたが実は肺結核であったというような状況よりは、結核菌への曝露が少ないといえます。

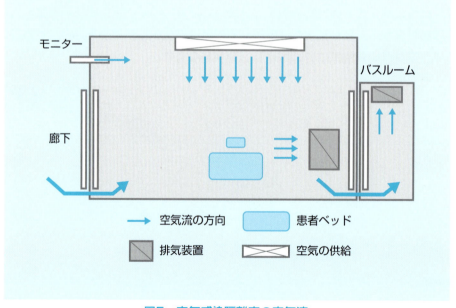

図5 空気感染隔離室の空気流
（出典：CDC. Guidelines for environmental infection control in health-care facilities）

❷ ドアノブやベッド柵など(手指の高頻度接触表面)

　結核菌は空気感染しかしないので、ドアノブなどの「手指の高頻度接触表面」に結核菌が付着していても感染しません。従って、病室の環境表面の清掃は洗浄剤を用いた日常的な清掃でよいのです。次亜塩素酸ナトリウム溶液やアルコールによる環境消毒の必要はありません。

　水痘や帯状疱疹、麻疹に罹患した患者が入室している場合、「手指の高頻度接触表面」にこれらのウイルスが付着していれば感染源になりえます。そのため、適切な清掃が必要です。この場合も家庭用洗浄剤を用いた日常的な清掃でよいのです。環境表面はノンクリティカルに分類されるからです。

Column　フィットテストとシールチェック

　空気感染隔離室に入室するときにはN95マスクの装着が必要です。このマスクは顔面に装着すればよいというものではなく、適切に装着されているか否かを確認するために、「フィットテスト」と「シールチェック」を実施しなければなりません。

　「フィットテスト」ではN95マスクを着用してからフードをかぶり、口の近くの穴からフード内に、サッカリンなど味を感知できるものを噴霧します。そして、「通常の呼吸→深呼吸→顔を右や左に動かす→顔を上や下に動かす→声を出す→顔をしかめる→腰を曲げる→通常の呼吸」といった負荷をかけて、味を感知するか否かを確認します。もし、舌に味を感じた場合にはN95マスクと顔の間に隙間があるということになり、フィットテストは不合格となります。フィットテストには20分以上の時間を要するので、毎回の病室入室前に実施することは困難です。そのため、実際の入室前にはシールチェックをすることになります。

　「シールチェック」はN95マスクを再装着するたびに、マスクと顔の皮膚が密着しているかどうかを確認するために実施します。シールチェックには陽圧チェックと陰圧チェックがあります。陽圧チェックでは、N95マスクの表面を手にて覆ってから優しく息を吐きます。マスク周囲から空気の漏れを感じなければ、陽圧チェックは合格です。陰圧チェックでは、優しく息を吸って、N95マスクが顔に吸い付くようにします。マスクが顔に向かって引き付けられれば、または、使用者がマスクの周囲から空気の漏れを感じなければ、陰圧チェックも合格です。これらのチェックで空気の漏れを感じるならば、マスクの位置を変えて調整します。それでもチェックが不合格であれば、別のN95マスクを試すことになります。

　「フィットテスト」と「シールチェック」の使い分けですが、フィットテストはいろいろなタイプやサイズのN95マスクのなかから、医療従事者が自分に合ったマスクを選び出す手段と考えてください。そして、フィットテストが合格したN95マスクの適合具合を、毎回の病室入室前に確認する手段がシールチェックなのです。

付録
頻回に出てくる病原体

ウイルス

インフルエンザウイルス

- インフルエンザウイルスにはA型とB型があります。現在、流行しているのは、A型はインフルエンザ（H1N1）2009およびH3N2（香港型）、B型は山形系統およびビクトリア系統です。
- インフルエンザの潜伏期は1〜4日間（平均2日間）です。一般に、インフルエンザ症状（発熱、倦怠感、食欲不振）は2〜8日間かけて、ゆっくりと改善します。しかし、1週間以上も症状が継続することがあり、虚弱感や倦怠感が数週間も続く人もいます。幼児や高齢者、および免疫不全患者や重症な心臓疾患や肺疾患などのある患者では、肺炎を合併することがあります。筋炎や脳炎などが見られることもごく稀にあります。
- インフルエンザは発熱や悪寒などの全身症状を示しますが、ウイルスは気道でしか増殖しません。それ故、インフルエンザの感染経路は飛沫感染となります。
- 飛沫にはインフルエンザウイルスが含まれていますが、その量はインフルエンザ発症後24〜48時間でピークに達します。インフルエンザ患者の感染性期間（他の人に病原体を感染させることができる期間）は、成人では発症の1日前から発症後約5日間であり、発症後の3日間が最も感染性が強いことが知られています。一方、小児では10日間以上も感染性を示すことがあります。
- インフルエンザは飛沫感染が主な感染経路ですが、接触感染によっても伝播することがあります。インフルエンザウイルスは平滑な表面では24〜48時間、紙や衣類のような粗な表面では8〜12時間生存でき、これらの表面からヒトの手指に伝播することができます。そして、その手指で鼻腔などの粘膜に触れることによっても感染します。換気の悪い空間では、インフルエンザの空気感染も示唆されていますが、この経路は飛沫感染や接触感染ほどは重要ではありません。

ノロウイルス

- ノロウイルスには数多くのウイルスがあります。これらは5つの遺伝子グループ（GI～GV）に分かれており、ヒトノロウイルスはGI、GII、GIVに分類されています。ノロウイルスはさらに遺伝子型で分類され、GIには少なくとも8の遺伝子型、GIIには少なくとも27の遺伝子型があります。2001年以降、GII.4が世界中のウイルス胃腸炎のアウトブレイクの殆どを引き起こしています。
- ノロウイルスは感染者の嘔吐物や糞便に含まれています。ウイルスに汚染した食物や飲み物を摂取することで感染します。また、感染者が使用した食器を洗わずに利用したりしても感染します。
- ノロウイルスは環境表面に生き続けることができるので、ウイルスが付着した環境表面に手指が触れて、ウイルスが手指に付着し、その手指で食物を持って食べたりしても感染します。ノロウイルスはウイルス量が少なくても感染できるので（10ウイルス未満）、環境表面の消毒はノロウイルス対策として重要です。
- ノロウイルス胃腸炎の潜伏期は12～48時間です。症状は吐き気、嘔吐、下痢であり、腹痛が見られることもあります。微熱、悪寒、頭痛、筋肉痛、倦怠感が見られることもあります。突然発症することが多く、症状は1～2日間で自然に消失することが殆どです。しかし、幼児、高齢者、免疫不全の人では嘔吐や下痢によって失った水分を水分摂取にて補うことができず、脱水になってしまうことがあります。高齢者では死亡することもあります。

ロタウイルス

- ロタウイルスは冬季に流行し、生後6ヵ月～2歳の小児において重症の下痢を引き起こします。発熱や腹痛もよく見られます。その症状は幅広く、無症状でウイルスを排出する感染者がいれば、重症脱水や痙攣を呈する患者もいます。ときに死亡することもあります。
- ロタウイルス感染症の潜伏期は約2日間であり、嘔吐および水様性下痢が3～8日間持続します。
- ロタウイルスの感染後の免疫は不完全なので、ヒトはロタウイルスに繰り返して感染することがあります。しかし、2回目以降は初回感染ほどの重症度とはなりません。
- ロタウイルス感染症に罹患するのは殆どが2歳未満ですが、成人も感染することがあり

ます。その場合は感染した小児の家族に見られることが多いです。家族内では、曝露した小児の約50％、成人の15〜30％が感染するといわれています。成人での臨床症状も頻回の下痢なのですが、軽症です。
- ロタウイルスの主な伝播様式は糞口感染です。ウイルスは環境において安定しているので、汚染した表面に手指が触れてウイルスを付着させ、そのまま手指を口のなかに入れて伝播する感染経路もあります。
- 糞便には大量のウイルスが含まれ、糞便への排出は10日間程度継続します。そのため、感染した小児のオムツを取り扱う人が手洗いを十分にしないと、ウイルスを周辺に拡散させてしまいます。

麻疹ウイルス

- 麻疹ウイルスは感染力の極めて強い空気感染する病原体です。上気道の粘膜などから侵入し、咽頭や肺の細胞で増殖します。そして、その領域のリンパ系組織に広がり、血流を介して全身に拡散してゆきます。10〜12日間程度の潜伏期のあとに「カタル期」、「発疹期」、「回復期」と経過してゆきます。
- 「カタル期」では38℃前後が2〜4日間続き、上気道炎症状（咳嗽、鼻汁、くしゃみ）と結膜炎症状（結膜充血、眼脂、羞明）が見られます。コプリック斑（臼歯の頬側の紅斑性背景の上の白色隆起）が「発疹期」の1〜2日前から発疹出現後2日目まで見られます。コプリック斑が頬や唇の粘膜全体を覆うこともあります。
- 「発疹期」では二峰目の発熱とともに、耳後部、頸部、前額部より発疹が出現します。翌日には顔面、体幹部、上腕に拡大し、2日間後には遠心性に拡大して、四肢末端にまで発疹が及びます。発疹は5〜6日間持続して消褪します。発疹が全身に広がるまで、39.5℃以上の発熱が3〜4日間続き、カタル症状は一層強くなります。
- 「回復期」に入ると解熱し、全身状態が改善します。発疹は色素沈着となりますが、僅かな粃糠様落屑が見られることもあります。この頃には、カタル症状も軽快します。
- 麻疹は合併症のないかぎり7〜10日間後には回復します。稀に、重症気管支肺炎や脳炎を合併することがあり、その死亡率は先進国では1,000症例当たり約2人です（開発途上国では150人以上です）。
- 重篤な麻疹は栄養状態の悪い幼児に多く見られます。開発途上国では、ビタミンA欠乏の幼児やHIV/AIDSなどによって免疫が低下している幼児にみられます。麻疹に関連した死亡の殆どが合併症によるものであり、重篤な合併症には失明、脳炎、重症下痢と脱水、肺炎などがあります。

水痘 - 帯状疱疹ウイルス

- 水痘 - 帯状疱疹ウイルスは水痘および帯状疱疹の原因病原体です。このウイルスも結核菌と同様に空気感染するのですが、結核菌とは異なる点があります。結核菌は空気感染によってのみ伝播します。しかし、水痘 - 帯状疱疹ウイルスの主な感染経路は空気感染であるけれども、接触感染することもあります。そのため、ドアノブに結核菌が付着していても感染源にはなりませんが、水痘 - 帯状疱疹ウイルスが付着していれば感染源になりうるのです。
- 水痘の潜伏期は約14〜16日間ですが、免疫不全の患者では潜伏期が短くなることがあります。逆に、水痘に曝露してから免疫グロブリンが投与された場合には潜伏期が長くなります（曝露後28日まで）。
- 水痘患者の感染性は発疹出現の1〜2日前から始まり、すべての病変が痂皮化したとき（通常は発疹出現後4〜7日間）に終ります。しかし、水痘の潜伏期に抗がん剤治療を受けた人では進行性水痘となり、長期間の感染性があります。進行性水痘では新しい病変が7日間を超えて出現します。これは免疫抑制によって、ウイルスの増殖が続くことによると考えられています。
- 成人では発疹出現の1〜2日前に発熱と全身倦怠感が見られますが、小児では発疹が初発症状であることが一般的です。
- 発疹は全身性で掻痒を伴い、紅斑、丘疹を経て短時間で水疱となり、痂皮化します。これらの発疹は、鼻咽頭、気道、膣などの粘膜にも出現することがあります。
- 小児では倦怠感、掻痒感、38℃前後の発熱が2〜3日間続く程度ですが、成人では重症になることがあり、合併症の頻度も高いので注意を要します。
- 帯状疱疹の原因病原体も水痘 - 帯状疱疹ウイルスです。過去に水痘に罹患した人の神経節にウイルスが潜伏感染していて、細胞性免疫が低下したときに帯状疱疹となります。帯状疱疹は高齢者や抗がん剤治療によって抵抗力の低下した人で多く見られます。
- 帯状疱疹の水疱部分を擦過したり引っ掻いたりすることによって、ウイルスがエアロゾル化して空気中に浮遊することがあります。そのため、帯状疱疹も水痘と同様に空気感染します（ただし、水痘ほどの感染力はありません）。

血液媒介病原体（HBV、HCV、HIV）

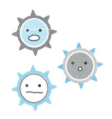

- 血液媒介病原体には様々なものがありますが、院内感染対策で重要な病原体はB型肝炎ウイルス（HBV：Hepatitis B Virus）、C型肝炎ウイルス（HCV：Hepatitis C Virus）、ヒト免疫不全ウイルス（HIV：Human Immunodeficiency Virus）です。針刺しなどの血液曝露によって、医療従事者が感染することがあるからです。感染の危険度はHBV ＞ HCV ＞ HIVとなります。HBVはHBs抗体を持っていない人での針刺しでは30％の確率で感染します。HCVは3％、HIVは0.3％です。

HBV

- 肉眼的に見えない程度の血液が環境表面に付着した場合、血液が乾燥してもHBVは1週間生息できます。そして、そこに触れた手などの小さな擦り傷や引っ掻き傷から体内に入り込むことができるのです。すなわち、HBVはHCVやHIVと異なり、無自覚の曝露によって感染することがあるのです。従って、医療従事者はあらかじめHBVワクチンを接種しておき、HBs抗体を獲得しておくことが大切です。
- B型急性肝炎は、HBVに感染してから1～6ヵ月間の潜伏期を経て、食欲不振、全身倦怠感、悪心・嘔吐、右季肋部痛、上腹部膨満感、濃色尿などが徐々に見られるようになります。その後、黄疸も認められるようになります。
- B型急性肝炎は感染した年齢により予後が異なります。幼児期に感染すると無症状でキャリア化することが知られています。一方、成人では1～2ヵ月間で治癒し、免疫状態が正常であればキャリア化することは殆どありません（ただし、約1％の症例は劇症化し、死亡することがあります）。キャリアの一部が慢性肝炎となります。
- HBVの針刺し後の対応は、医療従事者の「HBs抗体の有無」と「HBVワクチン接種の既往」によって決まります。HBs抗体を保持していれば、特に対応の必要はありません。しかし、HBVワクチンの接種既往がない場合は、HBs抗体を保持している可能性が殆どないので、受傷後24時間以内にB型肝炎用グロブリン製剤（HBIG：Hepatitis B Immune Globulin）を投与し、同時にHBVワクチンコース（当日、1ヵ月後、6ヵ月後）を開始します。
- HBVワクチンの接種既往があってもHBs抗体を獲得できなかった場合は、「受傷後24時間以内と1ヵ月後にHBIGを注射する」（2コースの接種歴あり）もしくは「受傷後24時間以内にHBIGを注射して、同時にHBVワクチンコースを開始する」（1コースのみの接種歴あり）のどちらかを選択します。1コースというのは「当日、1ヵ月後、6ヵ月後」の3回接種のことです。

- HBVワクチンの1コースを終了した人には1～2ヵ月後にHBs抗体のフォローアップ検査を実施しますが、HBIGが過去3～4ヵ月間以内に投与されていたならば、HBs抗体の獲得は確認できません。

●HCV●●●●

- HCVは2～14週間の潜伏期を経て急性肝炎を起こすことがあります。しかし、C型急性肝炎が見られることは稀であり、多くは不顕性感染となります。そして、60～80％が慢性化し、数十年かけて肝硬変、肝がんへと進展します。
- HCVの針刺しがあっても、免疫グロブリン製剤や抗ウイルス薬を投与することは推奨されません。この場合、受傷者のHCV抗体およびGPT（ALT）のベースライン検査およびフォローアップ検査を施行します。

●HIV●●●●

- HIVは感染後に「急性感染期」「無症候期」「AIDS期」の3つの病期を経過します。急性感染期はインフルエンザや伝染性単核症のような症状を呈します。その後、無症候期を数年間経験し、CD4陽性細胞が減少してくるとAIDS期に入ります。
- AIDS発症とは、HIV感染者が特定の合併症（23疾患のうちの1つ）を発症したときの状態をいいます。特定の合併症にはニューモシスティス肺炎、カンジダ性食道炎、トキソプラズマ脳症などがあります。最近は抗HIV薬の発達によってHIVがコントロールできるようになってきました。
- HIVの針刺しが発生した場合、「エムトリシタビン＋テノホビル＋ラルテグラビル」の3剤レジメが推奨されます。このレジメは副作用が比較的少なく、抗ウイルス効果が強力であり、内服しやすく、さらに薬剤の相互作用が少ないからです。妊婦にも用いることができます。
- テノホビルは腎毒性が見られることがあるので、腎疾患を持っている人にはジドブジンをテノホビルの替わりに用いることができます。また、ラルテグラビルの替わりに「ダルナビル＋リトナビル」を用いることもできます。
- 抗HIV薬を開始する場合は、可能な限り迅速に開始します（2時間以内）。しかし、ヒトにおいてはどのくらい時間が経過すると効果がなくなるのかについては不明なので、針刺し後36時間を過ぎていても必要ならば開始します。抗HIV薬は4週間継続します。
- HIVの針刺し後のフォローアップでは、HIV抗体の陽性化の監視を行います。HIV抗原／抗体の両者を測定できる第4世代HIV検査を用いるならば、曝露時、6週間後、4ヵ月後のフォローアップで監視を終了できます。ただし、HIVおよびHCVの両方に感染している患者の血液での針刺しによってHCVに感染した医療従事者には、HIVのフォローアップを針刺し後12ヵ月後まで延長します。

付録　頻回に出てくる病原体

細菌

● MRSA
（Metchicillin-Resistant *Staphylococcus aureus*）

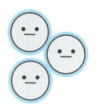

- MRSAはメチシリンのみに耐性ではなく、多くの抗菌薬に耐性を獲得した黄色ブドウ球菌です。
- MRSAに感染している人の殆どが何ら症状を呈しない保菌者ですが、手術患者やがん患者のような抵抗力の低下した人では、肺炎、手術部位感染、縦隔炎などの感染症を呈することがあります。
- MRSAの主な感染経路は医療従事者の手指です。医療従事者の手指衛生が不十分ですと、医療従事者の手指を介して、MRSAが患者から患者に伝播します。
- MRSAは環境表面に数週間も生息できることから、ドアノブなどの「手指の高頻度接触表面」にはMRSAが付着していることがあります。そこに触れた医療従事者もしくは患者の手指を介して、別の患者にMRSAが伝播することもあります。

> **Column　市中感染型MRSA**
>
> 　病院で問題となっているMRSAは「院内感染型MRSA」と呼ばれますが、1990年代以降に健康な成人や小児において「市中感染型MRSA」による感染症が報告されるようになりました。このMRSAは、市中に存在している黄色ブドウ球菌が、院内感染型MRSAとは異なる経緯で*mecA*耐性遺伝子を獲得して出現したものと推測されています。
> 　市中感染型MRSAは院内感染型MRSAとは臨床的、疫学的、細菌学的に異なっていて、健常人において発症することがあります。この場合、皮膚・軟部組織感染が最も多く見られます。

● 緑膿菌

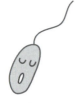

- 緑膿菌はブドウ糖非発酵グラム陰性桿菌です。水、土壌、植物などの環境に生息し、流し台などの湿った場所にも住み着いています。
- 緑膿菌は水があるところにはどこにでも生息します。製氷機は常に濡れているので緑膿

菌の繁殖の場となっています。氷嚢に使う氷にも緑膿菌が混入している可能性があります。また、温水洗浄便座のノズルが汚染すると、緑膿菌などの病原体が患者の肛門周囲に付着し、そこから体内に浸入することがあります。
- 手洗いシンクを濡れたままにしておくと緑膿菌が繁殖します。また、液体石鹸や固形石鹸が不適切に管理されると緑膿菌に繁殖の場を与えます。
- 吸入薬や吸入器具が緑膿菌によって汚染すると、肺炎を引き起こす危険性があります。
- 緑膿菌は日和見病原体の代表であり、抗がん剤治療を受けている患者、中心静脈カテーテルが留置されている患者、人工呼吸器管理されている患者などでは、重篤な感染症（敗血症や肺炎など）を引き起こすことがあります。
- 緑膿菌はエンドトキシンを産生するので、ショックや多臓器不全を引き起こし、死亡に至ることもあります。慢性気道感染症や尿路感染症ではバイオフィルムを作って定着するので治療に難渋します。
- 緑膿菌は様々な抗菌薬に耐性を示す細菌です。しかし、カルバペネム系、アミノグリコシド系、ニューキノロン系の抗菌薬には感受性があるので、緑膿菌感染症の患者にはこれらの抗菌薬が用いられています。これらすべての抗菌薬に耐性を示す緑膿菌を「多剤耐性緑膿菌」といいます。

結核菌

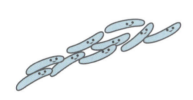

- 結核菌は空気感染しますが、飛沫感染はしません。結核患者の気道から排出された結核菌を含んだ飛沫核が近くにいるヒトの気道深く侵入し、肺胞内に達して感染します。例え、飛沫を吸い込んだとしても、気道の粘膜に付着して繊毛上皮によって喀痰として排出されてしまいます。
- 肺結核患者に濃厚曝露した人すべてが肺結核になる、ということはありません。塗沫陽性の肺結核患者に濃厚曝露した場合には、30～40％の割合で潜在性結核感染になります（図6）。潜在性結核感染の人は無症状であり、胸部レントゲンも正常で感染性もありません。しかし、T-Spot検査、QFT（クォンティフェロン）検査、ツベルクリン反応は陽性になります。
- 潜在性結核感染の人すべてが結核を発症することはありません。生涯で5～10％の人が発症する程度です（ただし、その半数が感染後2年以内に発症します）。
- 結核患者には「感染性のある結核患者」と「感染性のない結核患者」がいます。空気中に感染性飛沫核を飛ばすことができる肺結核患者、または喉頭結核患者のみが結核菌を伝播することができるのです。リンパ節結核や腸管結核などの肺外結核患者には感染性

付録　頻回に出てくる病原体

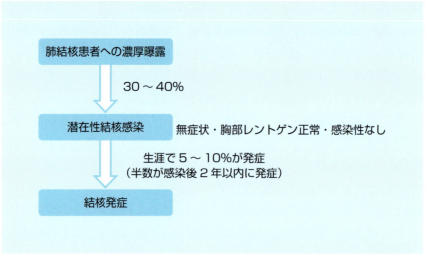

図6　結核患者に曝露してから結核発症までのステップ

はありません。稀に、肺外結核がエアロゾルを産生するような医療処置（剖検、排膿している膿瘍の洗浄など）によって、結核菌の伝播を引き起こすことがあります。
- 感染性のある肺結核または喉頭結核患者でも、治療によって感染性は著しく低下します。例えば、喀痰塗抹が陽性で空洞のある肺結核患者の喀痰内に生きている結核菌の濃度は、治療の最初の2日間で10分の1に減少し、14〜21日間までに100分の1に減少します。従って、殆どの患者は標準治療（イソニアジド、リファンピシン、エタンブトール、ピラジナミドなど）を2日間ほど受ければ、感染性は診断時の平均10%になり、14〜21日間の治療後は、感染性は治療前のレベルの平均1%未満となります。
- 多剤耐性結核は、イソニアジドとリファンピシンの2剤に耐性の結核のことをいいます。
- 超多剤耐性結核は「イソニアジドとリファンピシンへの耐性」＋「すべてのフルオロキノロン系薬への耐性」＋「3種類の注射用第2選択薬（アミカシン、カナマイシン、カプレオマイシン）のうち少なくとも1剤に耐性」の結核として定義されています。超多剤耐性結核は第1選択薬および第2選択薬に耐性なので、治療しても効果が期待できないことが殆どです。その死亡率は前抗結核薬時代の結核患者の死亡率に近いといえます。

腸内細菌

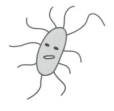

- 腸内細菌叢はヒトの消化管に共生している微生物の集団のことです。
- 胃は胃液の強い酸によって微生物が生存しにくい環境となっています（ただし、ヘリコバクター・ピロリは生息できます）。そのため、胃では内容物1gあたり10^2〜10^3個の

- 細菌数となります。小腸上部は膵液や胆汁の影響を受けているため、微生物の数は少ない状況です。
- 小腸下部になると微生物の菌数や菌種が増加し、大腸に入ると菌数は著しく増加します。大腸や盲腸などでは内容物1gあたり10^{11}～10^{12}個程度が存在しています。そして、その殆どが偏性嫌気性菌（酸素がない状況でのみ生育できる細菌）です。
- ときどき、腸内細菌叢と腸内細菌科細菌が混乱されています。ここで強調したいことは「腸内細菌叢≠腸内細菌科細菌」ということです。腸内細菌科細菌は①グラム陰性桿菌である、②通常の培地でよく発育する、③通性嫌気性菌（酸素の有無にかかわらず生育できる細菌）である、④ブドウ糖を発酵する、などの条件を満たさなければなりません。腸内細菌科細菌には大腸菌、クレブシェラ属、セラチア属、プロテウス属、サルモネラ属などが含まれます。
- 大腸に生息している細菌の殆どがバクテロイデス属を代表とした偏性嫌気性菌であり、大腸菌などの腸内細菌科細菌は全体の1％にも満たないのです。
- 緑膿菌はブドウ糖非発酵グラム陰性桿菌なので、腸内細菌科細菌ではありません。腸球菌はグラム陽性球菌なのでやはり、腸内細菌科細菌には属さないのです。
- 一般に腸内細菌科細菌は無害ですが、院内感染によって尿路系感染、呼吸器系感染、血流感染、手術部位感染などを引き起こすことがあります。
- 胎児の腸管は無菌状態ですが、出産時に産道を通過するときに母体の細菌に曝露されることによって、腸内細菌叢の形成が始まります。また、腸内細菌叢は抗菌薬の投与によって乱されます。

Column　ESBL産生菌

　ESBLは「基質特異性拡張型βラクタマーゼ（Extended Spectrum β Lactamase）」の略称です。ペニシリナーゼはペニシリンを分解するβラクタマーゼですが、基本的にセファロスポリン系薬は分解できません。その遺伝子に突然変異が見られて、第3世代以降のセファロスポリン系薬も分解することができるようになったβラクタマーゼをESBLといいます。

　ESBL産生菌はセファマイシン系薬やカルバペネム系薬を除き、殆どのペニシリン系薬、セファロスポリン系薬、モノバクタム系薬（アズトレオナム）に耐性を示します。

　ESBL産生遺伝子は薬剤耐性プラスミド上に存在するので、細菌から細菌に移動できます。そして、移動先の細菌もESBLを産生するようになるので、耐性化します。同菌種間はもとより、肺炎桿菌から大腸菌というように、腸内細菌科細菌を中心としたグラム陰性桿菌において遺伝子は拡散しています。

真菌

アスペルギルス属

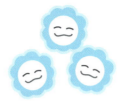

- アスペルギルス属はどこにでも生息している真菌であり、土壌、水、腐った植物に見られます。空気、埃、環境の水平表面、食物、装飾用植物などにも生息しています。特に、建築や道路工事のような土埃が舞っているところには、アスペルギルス胞子が空気中に漂っています。
- アスペルギルス胞子は直径5μm以下のサイズであり、飛沫核と同程度の大きさです。従って、空気中に浮遊することができ、空気感染様の伝播をします。
- 抵抗力の低下している患者がアスペルギルス胞子を吸い込むことによって感染し、肺組織に浸潤して、侵襲性肺アスペルギルス症を合併することがあります。この感染症はアスペルギルス属の臓器への浸潤があり、特に血管内への浸潤とそれに伴う臓器の虚血壊死が特徴です。
- 侵襲性肺アスペルギルス症によって、同種造血幹細胞移植患者では94％もの死亡率が報告されており、再生不良性貧血や白血病の患者では13〜80％、HIV感染者では80％以上、固形臓器移植患者では68〜100％が報告されています。

おわりに

　最も重要な感染対策は手指衛生であることはいうまでもありません。標準予防策や感染経路別予防策で用いられる個人防護具を適切に着脱することも大切です。それに加えて、環境表面に対する対応も重要です。

　病院内の各区域の環境には独特な性格があります。病院内のすべての環境表面が、同じ病原体によって同じレベルで汚染されていることはないのです。特定の区域が特定の病原体によって、特に汚染されていることがあります。また、特定の区域に入院している特定の患者は、特定の病原体に脆弱ということもあるのです。従って、各区域の環境表面とそこで診療を受ける患者の特性を十分に理解して対応する必要があるのです。

　本書では、病院環境において、どこにどのような病原体が生息しており、それに対してどのような対策をとるのが最も良いのかに焦点を合わせてみました。本書に記載されている内容を理解することによって、各区域の清掃を含む環境感染対策を無駄のない効率的なものにすることができると思います。

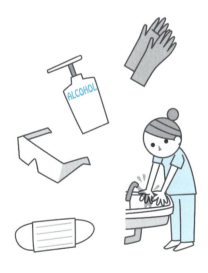

参考図書

- 矢野邦夫．知って防ぐ耐性菌 ESBL 産生菌・MRSA・MDRP．ヴァンメディカル，東京，2014
- 矢野邦夫．感染制御 INDEX 100の原則．ヴァンメディカル，東京，2011
- 矢野邦夫．感染制御の授業．ヴァンメディカル，東京，2009
- 矢野邦夫．抵抗力の低下している人を感染から守る本．ヴァンメディカル，東京，2012
- PHS．Updated US Public Health Service Guidelines for the management of occupational exposures to HBV, HCV, and HIV and Recommendations for postexposure prophylaxis, 2001.
  http://www.cdc.gov/mmwr/PDF/rr/rr5011.pdf
- CDC．Guideline for isolation precaution : Preventing transmission of infectious agents in healthcare setting, 2007.
  http://www.cdc.gov/hicpac/pdf/isolation/Isolation2007.pdf
- CDC．Guidelines for environmental infection control in health-care facilities, 2003.
  http://www.cdc.gov/hicpac/pdf/guidelines/eic_in_HCF_03.pdf
- CDC．Guidelines for preventing the transmission of *Mycobacterium tuberculosis* in health-care settings, 2005.
  http://www.cdc.gov/mmwr/PDF/rr/rr5417.pdf
- CDC．Guidelines for preventing opportunistic infections among hematopoietic stem cell transplant recipients, 2000.
  http://www.cdc.gov/mmwr/PDF/rr/rr4910.pdf
- CDC．Recommendations for preventing transmission of infections among chronic hemodialysis patients.
  http://www.cdc.gov/mmwr/PDF/rr/rr5005.pdf
- PHS．Updated US Public Health Service Guidelines for the management of occupational exposures to human immunodeficiency virus and Recommendations for postexposure prophylaxis. Infect Control Hosp Epidemiol 34 (9) : 875-892, 2013

索引

●あ
アシネトバクター属　32、102
アスペルギルス属　134

●い
生け花　87、91
一般病棟　7
院内感染型MRSA　130
インフルエンザウイルス　124
インフルエンザワクチン　41

●え
液体石鹸　34
エピデミック　27
エボラ出血熱　48
エンデミック　27
エンテロバクター属　33

●お
温水洗浄便座　25、27
温乳器　63、65

●か
疥癬虫　11
外来　79
外来待合室　35
カーテン　9、15、87、91
がん病棟　85

●き
基礎再生産率　114
気管支鏡　69、71
キーボード　19、22
救急外来　43
救急処置台　45、47
菌交代現象　33

●く
空気感染　120
空気感染隔離室　117、121

空調機の吹き出し口　87、91
クリティカル器具　16
クリプトスポリジウム　76
クロストリジウム・ディフィシル　75

●け
携帯情報端末　19、22
血液検査室　73
血液媒介病原体　128
結核菌　131
原虫　76

●こ
コアグラーゼ陰性ブドウ球菌　58
硬膜外麻酔　58
固形石鹸受け　34
コンソール　51、53

●さ
細菌検査室　73
採血室　79
産科病棟　61

●し
市中感染型MRSA　130
シャワー　95、98
シャワー室　109、115
シャンプー　34
集中治療室　99
手指乾燥機　26、28
手指の高頻度接触表面　10
手指の低頻度接触表面　10
手術室　55
消化器内視鏡　69、71
消毒　60
小児科病棟　107
処置室　79
シールチェック　123
人工呼吸器　101、103
進行性水痘　127

137

●す
水痘-帯状疱疹ウイルス　127
ステノトロフォモナス・マルトフィリア　32
スポルディングの分類　16

●せ
製氷機　88、91
咳エチケット　40
赤痢アメーバ　76
セミクリティカル器具　16
セラチア・マルセッセンス　33
洗浄　60

●ち
蓄尿バッグ　10、15
腸内細菌　132
腸内細菌科細菌　133
腸内細菌叢　133

●つ
ツベルクリン反応　131

●て
点滴調整台　20、22

●と
トイレ　23
同種造血幹細胞移植患者　95
透析室　49
動線　40

●な
内視鏡室　67
ナースステーション　17

●に
妊婦のワクチン接種　66

●の
ノロウイルス　125
ノンクリティカル器具　16

●は
肺炎球菌　112
白癬菌　33
バークホルデリア・セパシア　32
鉢植え植物　87、91

●ひ
飛沫感染　120
氷嚢　88、92

●ふ
フィットテスト　123
ブドウ糖非発酵グラム陰性桿菌　32
ブラインド　87、91
プレイルーム　109、115
分娩室　61
分娩台　63

●ほ
防護環境　93
ポータブルトイレ　10、15

●ま
マキシマル・バリアプリコーション　104
麻疹ウイルス　126
マラリア原虫　76

●む
無菌室　93

●め
滅菌　60

●よ
腰椎麻酔　58
浴室　29、109、115

●ら
ライノウイルス　38
ラルストニア・ピケッティ　32
ランブル鞭毛虫　76

● り
緑膿菌　130

● れ
レジオネラ属　96
連鎖球菌　58

● ろ
ロタウイルス　125

● E
ESBL産生菌　133

● H
HBV　128

HCV　129
HEPAフィルタ　57
HIV　129

● M
MRSA　130

● Q
QFT検査　131

● R
RSウイルス　111

● T
T-Spot検査　131

● 著者略歴

矢野邦夫　浜松医療センター　副院長 兼 感染症内科長 兼 衛生管理室長

略歴

1981年3月	名古屋大学医学部卒業
1981年4月	名古屋掖済会病院
1987年7月	名古屋第二赤十字病院
1988年7月	名古屋大学　第一内科
1989年12月	米国フレッドハッチンソン癌研究所
1993年4月	浜松医療センター
1996年7月	米国ワシントン州立大学感染症科　エイズ臨床短期留学
	米国エイズトレーニングセンター臨床研修終了
1997年4月	浜松医療センター　感染症内科長（現職）
1997年7月	同上　　　　　　　衛生管理室長（現職）
2008年7月	同上　　　　　　　副院長（現職）

- 医学博士　浜松医科大学　臨床教授
- インフェクションコントロールドクター　感染症専門医　抗菌化学療法指導医
- 血液専門医　日本輸血学会認定医　日本内科学会認定医
- 日本感染症学会、日本環境感染学会　評議員
- 日本エイズ学会、日本臨床微生物学会　会員

著書

知って防ぐ！耐性菌　ESBL産生菌・MRSA・MDRP（ヴァンメディカル）、感染制御INDEX 100の原則（ヴァンメディカル）、感染制御の授業　30日間基本マスター（ヴァンメディカル）、ねころんで読めるCDCガイドライン（メディカ出版）、ねころんで読める抗菌薬（メディカ出版）、エビデンスに基づく院内感染対策のための現在の常識（永井書店）、HIVマニュアル（日本医学館）など多数

見える！わかる!!　病原体はココにいます。　　定価（本体2,600円＋税）

2015年2月15日　初版発行

著　者　矢野邦夫
発行者　伊藤秀夫

発行所　株式会社　ヴァンメディカル

〒101-0051　東京都千代田区神田神保町2-40-7　友輪ビル
Phone 03-5276-6521　Fax 03-5276-6525
振替　00190-2-170643

© Kunio Yano 2015 Printed in Japan　　　　　印刷・製本　広研印刷株式会社
ISBN978-4-86092-116-3　C3047　　　　　　　乱丁・落丁の場合はおとりかえします。

・本書に掲載する著作物の複製権・翻訳権・上映権・譲渡権・公衆送信権（送信可能化権を含む）は株式会社 ヴァン メディカル が保有します。
・|JCOPY|＜(社)出版者著作権管理機構　委託出版物＞
・本書の無断複製は著作権法上での例外を除き禁じられています。複製される場合は、そのつど事前に、(社)出版者著作権管理機構（電話　03-3513-6969、FAX 03-3513-6979、e-mail：info@jcopy.or.jp）の許諾を得てください。